プレホスピタル
12誘導心電図
読影講座

救急現場からの症例を解説

上尾中央総合病院心臓血管センター長
一色高明

近代消防社

◎はじめに

救急現場で記録する12誘導心電図すなわちプレホスピタル心電図には、急性心筋梗塞患者のDoor to Balloon Time（病院収容から再灌流までの時間）を短縮するなどの多くのメリットがあります。とりわけ藤田英雄氏（現・自治医科大学附属さいたま医療センター循環器内科主任教授）が企業とともに開発したクラウド型の心電図伝送システムは、ノイズの少ないクリアな心電図画像の伝送を可能とし、その簡便さからプレホスピタル心電図の有用性を向上させました。私の勤務する上尾中央総合病院でも、上尾市消防本部の協力を得て2017年から本システムの運用を開始し、その後、伊奈町消防本部および埼玉県央広域消防本部（鴻巣市、北本市、桶川市）に拡充して多くの実績を積み上げてきました。

しかしながら救急隊員の皆さんにとって、一刻一秒を争う現場で心電図を記録して病院に伝送し、医師からの指示を仰ぐという作業の負担は少ないものではなく、心電図の読影にまでは手が回りにくいことも現実だと思います。当院では救急隊員の皆さんの努力に少しでも報いるために、伝送されたすべての心電図所見を伝送元の救急隊にフィードバックしています。この活動をする中で、「心電図が読めるようになりたいけれども、従来の心電図解説本は難しくて分かりにくい」という救急隊員の声を耳にするようになりました。そこで“救急の現場での心電図読影のポイントをわかりやすく解説し、一人でも多くの救急隊員の方が心電図を読めるようになっていただく”ために、近代消防誌にお願いして講座の連載を始めました。この連載は3年間で2022年終了となりましたが、大変ありがたいことに単行本化を望む声が少なくなく、この度の発刊となりました。

本書は2019年から2022年にかけて近代消防誌に連載された“救急隊員のための12誘導心電図読影講座”と“救急現場の12誘導心電図から学ぼう”の2つのシリーズに、一部を加筆して一冊にまとめたものです。細かい理論は省略し、わかりやすい記述を心がけました。救急で遭遇する心電図に焦点を当てたためにカバーしきれていない領域もありますので、内容が物足りないという諸兄は他の専門書を参照してください。一人でも多くの読者の皆様が心電図の読影ができる喜びを得られますようにお祈りしています。

一色高明

◎目次

知っておきたい

心電図読影の基礎知識

救急における心電図の有用性はすでに確立していますが、我が国の体制は未だ十分ではありません。2018年のアンケート調査※1によれば、全国の救急隊の82%に心電計が配備されていますが、全車両に搭載されているのは28%に留まっていると報告されています。近年、新しい12誘導心電図伝送システム（SCUNA）が開発され、その導入が広がりつつありますが、救急における12誘導心電図の活用は、わが国の循環器救急体制の整備のための重要課題※2となっています。この本では心電図に触れる機会が少ない救急隊員向けに救急現場で必要な12誘導心電図の読影の基本について解説します。

心電図の基本的な仕組み

心電図診断では定められたルールに従って判読し、異常所見のないものはすべて“異常なし”すなわち“正常”と判定します。すなわち心電図の“成り立ちを理解する”ためには仕組みを理解する必要がありますが、心電図の“所見を読む”ためには理屈は必須ではありません。従って、ここではごく簡単な解説に留めますので、詳しくは解説ページを参照してください。

心臓の収縮と拡張は、洞結節から一定の頻度で発生する微小な電気信号が、心房から房室結節を通って心室に伝達されることで行われています。心電図はその電気の流れを体表面の2つの電極と電極の間で時間軸を横軸に記録するものです。基本的な3誘導心電図では電極を両手と左足に置くことでいずれかの2点間の波形を表します（図1左）。12誘導心電図では、両手と両足の4つの電極からⅠ、Ⅱ、Ⅲ、aVR、aVL、aVFの6つの肢誘導（図1中）と、胸部の左前面を取り囲むように6つの電極（V1-V6）を配置する前胸部誘導（図1右）で構成され、それぞれ地面に垂直な方向と平行する方向から電気の流れを立体的に眺めるように記録するものです。すなわち、① Ⅱ、Ⅲ、aVFは下向き、② V1-V4は前向き、③ Ⅰ、aVL、V5-V6は左横向きの方向の流れをみることとなり、それぞれ左心室の下壁、前壁、側壁の異常を評価する組み合わせとして、心筋梗塞の診断（後述）に重要な意義を持つことになります。

図1　心電図の電極の位置と誘導

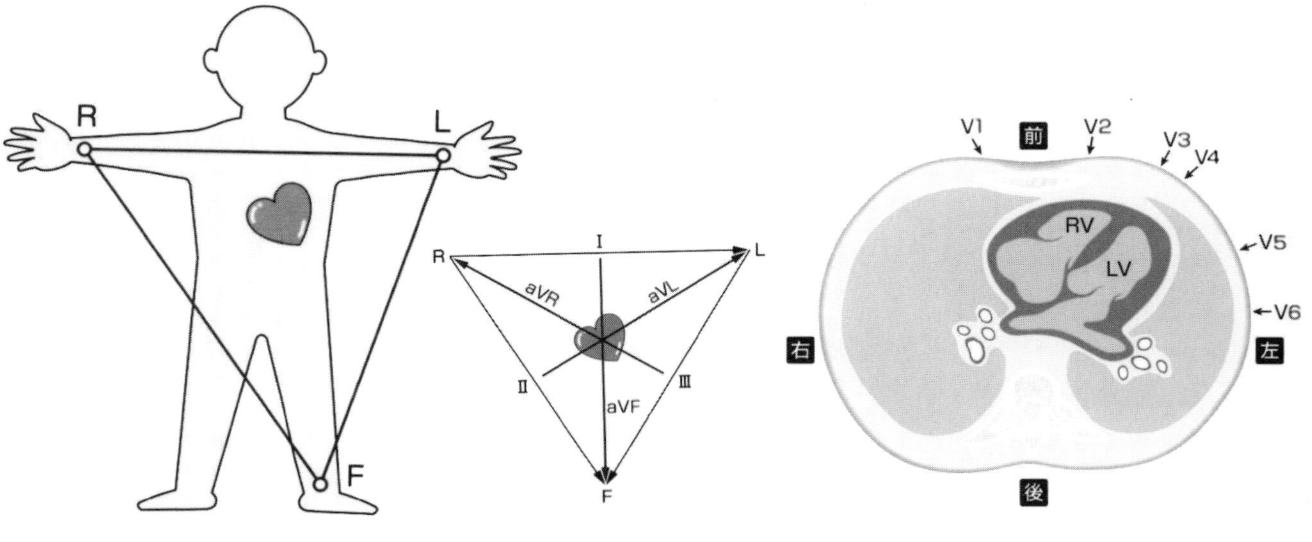

3誘導と12誘導

3誘導心電図は不整脈や心拍数のモニタリングを本来の目的としています。通常は、左上から右下に向かう電流に沿った方向の波形が得られるII誘導（図1左中）が用いられます。3誘導の不利な点は、1方向の波形しか表示できないことと、記録に残しにくいことです。また、別の方向の波形を得るためには、NASA誘導、CM5誘導、MCL5誘導、標準3点誘導変法などを用いる必要がありますが、電極の位置を移動させなければならないため、相応の知識と経験が必要なだけでなく、それなりの手間と時間を要することになります。

一方、12誘導心電図は所定の位置に電極をセットすれば、同時に上下前後左右の12方向の波形を得ることができますので、様々な心疾患において高い感度と特異度で異常の検出が可能となります。なお、12誘導心電図を行っても、現場の滞留時間に大きな差のないことが確認されています。

12誘導心電図の判読の基本

1. PQRST波

図2に標準となるII誘導の正常波形を示します。心電図は心房の興奮を反映するP波、心室の興奮を表すQRS波と、心室の興奮からの回復過程を反映するT波から構成されます。S波の終わりからT波に続く部分はST部と呼ばれ、心筋梗塞や狭心症などで上昇や下降と大きく変化するため重要です。他に異常な波としてU波やJ波などがありますが、ここでは省略します。

P波の始まりからQ波（あるいはR波）の始まりまでの時間はPQ時間（PR時間）と呼ばれ、心房から心室に電気信号が伝わるまでの時間を反映します。Q波の始まりからS波の終わりまでの時間はQRS幅と呼ばれ、心室筋全体の興奮が完了するまでの時間を反映します。Q波の始まりからT波の終わりまでの時間はQT時間と呼ばれ、心室が興奮してから回復するまでにかかる時間を反映します。QT時間の延長は心室頻拍や心室細動などの危険な不整脈のリスクとなります。

2. 心電図記録と掃引速度

通常の心電図は1秒間に2.5cm（25mm）、1分間で150cm（1,500mm）の速度で記録されています。R波の頂点から次のR波の頂点までの距離（RR間隔）を測ることで、心拍数の計算ができます。RR 10mm：150／分、RR 15mm：100／分、RR 20mm：75／分、RR 25mm：60／分、RR 30mm：50／分、RR 50mm：30／分、という具合に概算ができますので参考にしてください。なお、心電図は場合によって1秒間に10mmで記録されることがありますので注意が必要です。

3. 正常心電図

正常ではPQRST波が一定の間隔で連続します。PQ時間、

図2　心電図の基本波形

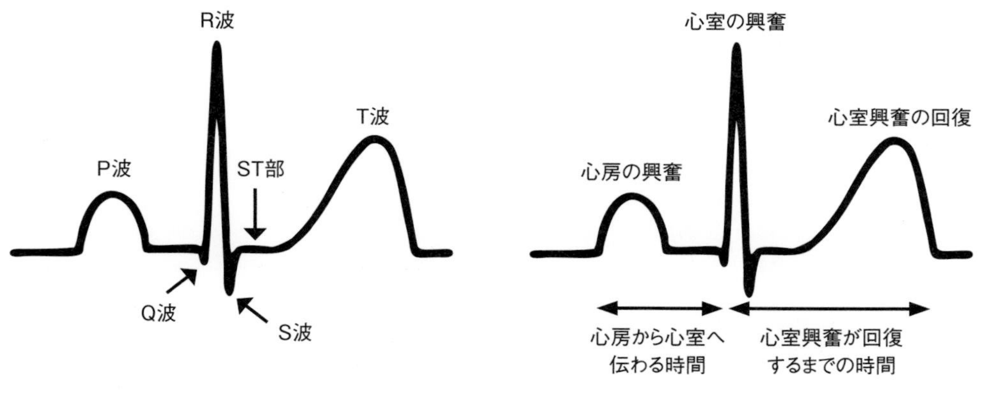

QRS幅、QT時間、心拍数、不整脈の有無、波形の異常などがないことを確認して、正常と判断します。数値の指標については、表を参照してください。なお、図3は典型的な正常心電図波形を示します。心電図の読影の基本は“異常がないことを判断できること”ですので、しっかり把握しておきましょう。

表 心電図の基本的指標と基準値

- 心拍数 60-100／分
- PQ（PR）間隔：0.12-0.20秒（3-5mm）
- QRS幅：0.12秒（3mm）未満
- QT間隔：$QTc = QT/\sqrt{R\text{-}R}$ が 0.36-0.44秒（心拍数60／分の時 9-11mm）

図3 正常の心電図

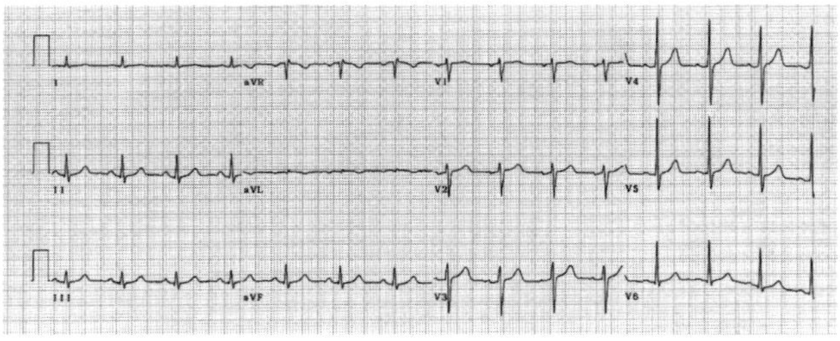

救急隊員が理解しておくべき波形

救急の現場で心電図記録を必要とするのは、命に関わる心疾患が疑われる場合です。なかでも、急性心筋梗塞や重症不整脈が疑われる場合には、その読影結果が緊急性の判断や医療機関の選別に反映されます。そのため、多くの消防隊では主として急性心筋梗塞をターゲットにしたプロトコルが定められています。これらのプロトコルは現場での救急隊員の判断基準の標準化に繋がることから非常に有用ですが、問題がないわけではありません。プロトコルに当てはまらない心筋梗塞の患者が少なくないためです。高齢者や重症の糖尿病の患者では、胸部症状がなかったり、非常に軽かったりすることが稀ではありません。また、12誘導心電図には急性心筋虚血の検出以外にもメリットがあり、たとえ正常（に見える）の心電図であっても、そのことが他の疾患を疑わせる情報として結果的に役に立つ場合が多いのです。従って、必ずしもプロトコルに固執せずに、少しでもおかしいと感じた患者には積極的に心電図をとることを筆者は推奨しています。

以下に命に関わる可能性がある代表的な心電図波形について解説します。

1. 急性心筋梗塞の心電図

急性心筋梗塞の心電図の特徴は、発症初期から早期に見られるST上昇です。図4に示すようにST部分が上昇するのが特徴的で、胸痛や胸が苦しい症状が持続している場合には、まず心電図でST上昇があるかどうかを探します。前述の図1の解説をもう一度確認してください。急性心筋梗塞ではST変化を認める誘導の組み合わせを確認することによって前壁、下壁、側壁のどこの梗塞かを診断します。一般的には前壁梗塞の方が心筋のダメージが大きく、重症化のリスクも高くなります。

もう一つ、心筋梗塞の心電図で重要なのは、時間経過とともに波形が変化していくことです。発症後2～3時間を経過すると Q波が新たに出現し、異常Q波と呼ばれます（時間経過は症例による。以下同様）。さらに半日も経過するとST上昇はなくなり、陰性のT波が見られるようになります。従って、症状が出てからどのくらいの時間が経過しているかを確認して心電図を確認することが大切です。

図5は胸痛発症1時間後の急性前壁心筋梗塞の心電図で

図4 急性心筋梗塞の波形と経時的変化

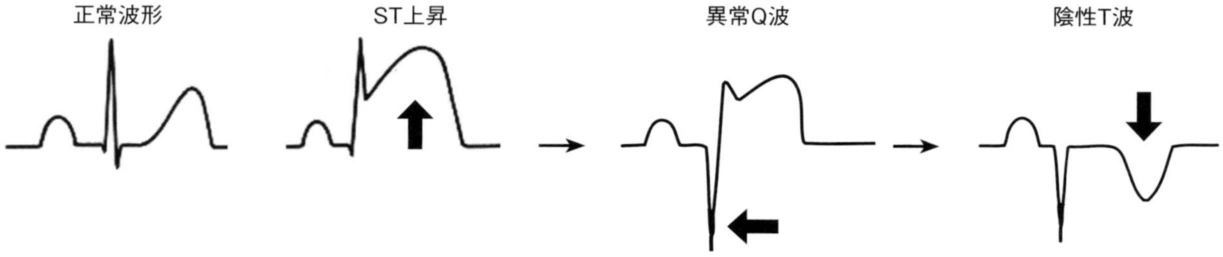

す。V2-V5にST上昇を認めます。図6は発症3時間後の下壁の心筋梗塞の心電図です。Ⅱ、Ⅲ、aVFにST上昇があり、Ⅲ誘導には異常Q波が出現しています。このように急性心筋梗塞ではST変化を認める誘導の組み合わせを確認することが重要です。

2. 危険な頻脈性不整脈

① 心室頻拍

突然の心室細動は院外心停止の原因となるため、心室細動に移行する可能性がある心室頻拍などの心電図は読影できなければなりません。救急の現場では持続性の心室頻拍よりも一過性のものをみることの方が多い印象があります。図7のように正常と異なるQRS幅の広い波形が連続する場合は要注意です。なお、心室頻拍に似た波形を示す上室頻拍もありますが、救急現場ではすべて心室頻拍として対応して構いません。

② 頻脈性心房細動

心房細動は生命の危険に直結するものではありませんが、急性心不全に合併して息切れや動悸をきたすことから、救急の現場ではよくみられる不整脈です。心房細動の心電図の特徴は、P波がみられないこと、基線が揺れるf波を認める（V1）こと、RR間隔が不整になること、が挙げられます。しかし、一旦頻脈になると、基線の揺れはほとんど判定できないため、“RR間隔が一定でない”ことを確認するしかありません。図8ではRR間隔が心拍ごとに異なっていることを確認してください。

• • •

救急現場では重症狭心症におけるST低下や高度の徐脈など、他にも大切な心電図所見があります。心電図は初めは難しく感じるかもしれませんが、読影できるようになると余裕が生まれてきます。ぜひこの本で学んでください。

図5　急性前壁梗塞の心電図（発症1時間後）

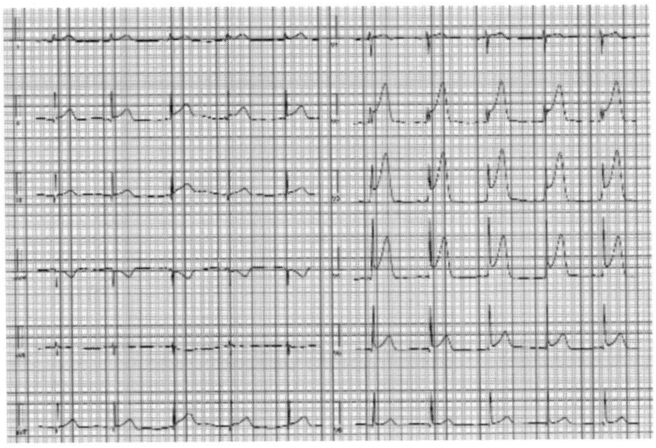

図6　急性下壁梗塞の心電図（発症3時間後）

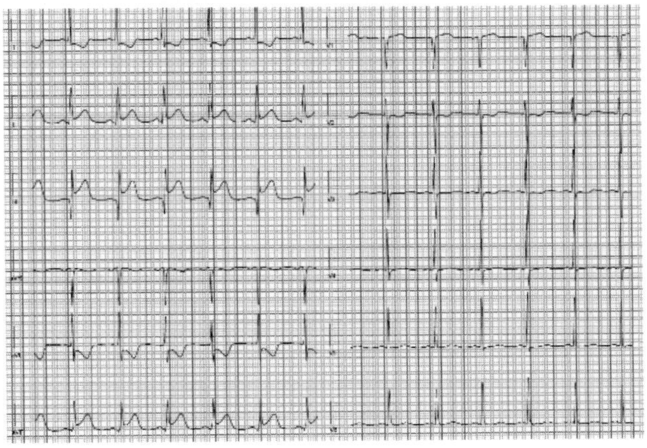

図7　心室期外収縮の頻発と5連発の心室頻拍

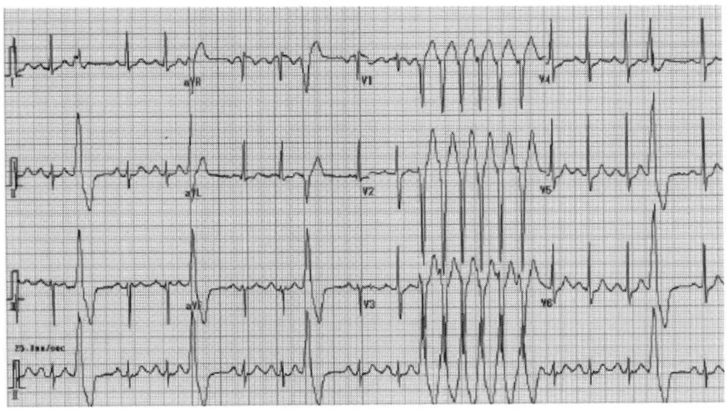

図8　心拍数約160／分の頻脈性心房細動の心電図

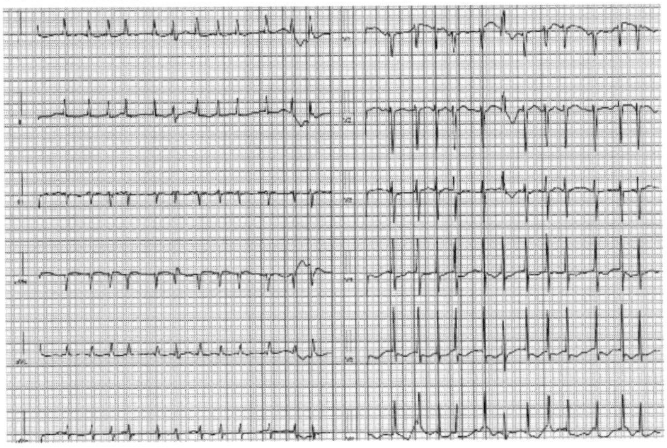

【文献】
※1 野々木宏ほか。心臓　2019：51；800-805
※2 消防救第83号通知　令和2年3月27日

Part 1

12誘導心電図
読影のポイント

1 胸痛患者の心電図 正常心電図（その1）波形

12誘導心電図（以下、「心電図」という。）伝送システムの導入が全国で拡がりを見せています。これを念頭に救急隊員向けの心電図読影のポイントを解説します。心電図はパターン認識なので、慣れれば誰でも大まかな読影ができるようになります。理論は抜きにして、その日から役立つポイントをお届けします。

では始めましょう。まず大切なのは正常所見に慣れることです。

ポイント #1 診断基準で“異常”とされるもの以外はすべて“異常なし”

心電図がとっつきにくい最大の原因は、正常と異常の境目が分かりにくいためです。心電図は個人個人で全く異なったパターンを示すため、その違いを探し始めたらきりがありません。顔を例にとってみると、鼻の高い人や低い人、眉毛の太い人や細い人、髪の毛がふさふさしているや薄い人、など様々ですが、これらの違いは特徴でこそあれ、異常とは考えませんね。しかし、鼻血が出ていたり、目が腫れていた場合には“おかしい！”と思うはずです。心電図診断もこれと同じです。つまり一定の基準に基づいて“異常あり”と判断し、それ以外は“異常なし”とすれば良いのです。

ポイント #2 現場では心疾患の可能性と緊急性の有無が判断できれば良い

心電図の診断基準は細かく設定されていますので、正確な心電図診断はそれに基づかなければなりません。しかし、救急隊員が現場で記録する心電図の場合は、救急活動に有益となることを前提とした基準で判断できればいいはずです。つまり、心疾患の可能性があるか、緊急を要するのかの判断ができれば、その目的の大半は達成したことになります。循環器専門医のいる医療機関に搬送すべきかを含めた、搬送先の決定に影響するからです。

ポイント #3 基本波形の呼び名と正常波形のポイント

心電図の波の名称は必須なので覚えてください（図1）。左から順にP波、Q波、R波、S波、T波と呼びます。P波は心房収縮、QRSはまとめて心室収縮を反映します。なお、Q波とS波は下向き、R波は上向きと決まっています。

基本波形の中で注目してほしい部分を示します（図2）。①の矢印で示した場所はS波からT波につながる部分で、“ST（部）”と呼ばれます。正常では基線（細い実線）の位置にあります。②の矢印はT波の向きを示したもので、正常では上向きになります。

図1 心電図の基本波形

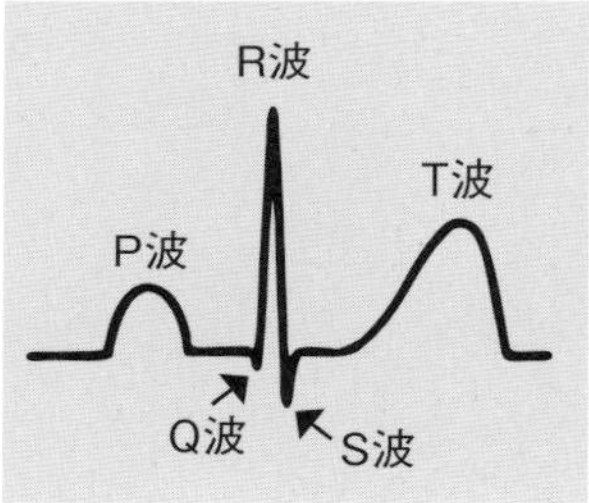

図2 ST部分とT波の向き

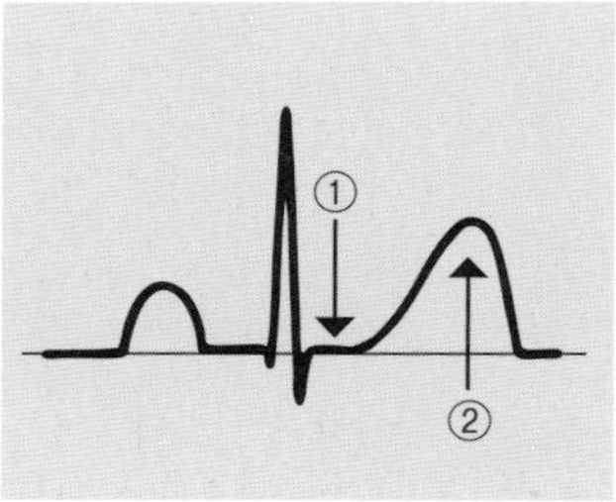

ポイント #4 12誘導の全体像とⅡ誘導、V3誘導、V6誘導の波形を確認する

正常波形の12誘導心電図を示します（図3）。左の6誘導が肢誘導（両手足の電極からの記録）、右の6誘導が胸部誘導（胸の電極からの記録）です。逆向きのaVR以外は基本波形のパターンを示しますが、胸部誘導ではR波の高さが次第に高くなっていくことを覚えておきましょう。心電図はパターン認識なので、この全体像を目に焼き付けておくと役に立ちます。

さて、12誘導の中からⅡ誘導とV3、V6誘導の波形を見てください。この3つの誘導に多くの異常が現れてくるので、まずはこの波形を確認することをお勧めします。Ⅱ誘導とV6誘導の波形はポイント #3の波形と同じですね。V3誘導ではR波が低くS波が深くなっていますがそれ以外は同じです（ST部分が少し基線よりも上ですがこの位は正常）。

図3 正常波形の12誘導心電図

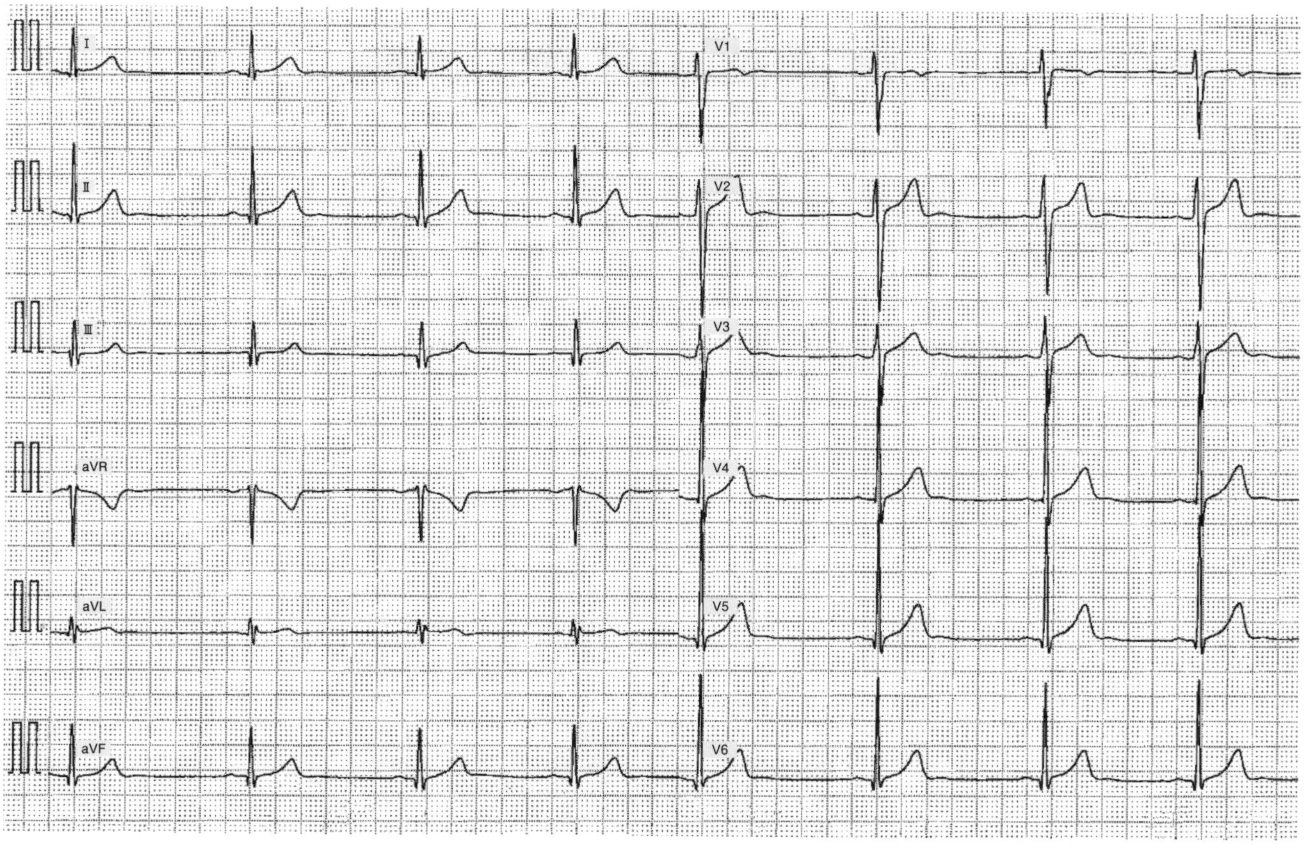

もっと知って欲しい心臓病のココロ

ピンピンコロリのために何ができるか（第1回）

命を助けるために日夜努力しておられる消防関係者の皆様は、「このコラムタイトルは不謹慎だ」と思われるかもしれませんが、しばしおつきあいください。

さて、高齢者の皆様は決まって「ピンピンコロリがいい。寝たきりにはなりたくない」とおっしゃいます。かくいう私も66歳（2017年当時）という年齢になり、「夜寝ている間に静かに息を引き取るのが苦しみや恐怖感を感じずにいいな」と思ったりします。ピンピンコロリというのは「長患いしないで死にたい」という気持ちを反映した言葉ですので、専門的に言えば健康寿命（日常生活に支障のない健康的な生活ができなくなるまでの期間）と寿命の差をなくすことにつながる概念といえるでしょう。

長患いしない病気というと、突然死や急死の原因となる病気が挙げられます。例えば、心筋梗塞や大動脈解離などの心臓・大血管の病気や、脳梗塞や脳出血などの脳卒中はその代表格で、元気にしていた有名人が急に亡くなると大きく報道されて話題になります。心臓や脳の病気の多くはいわゆるメタボと関連する動脈硬化を背景に発症することを考えると、生活習慣病などを無視した気ままな生活を続けていれば、これらの病気になってコロリと逝けるような気がするかもしれません。ところがどっこい、そうは問屋が卸しません。近年の治療の進歩はめざましく、これらの病気にかかってもかなりの確率で命が助かる（助かってしまう？）のです。もちろん命が助かることはありがたいことなのですが、問題はそれなりの障害が残ることです。脳卒中では程度の差はありますが、麻痺が残ります。心臓病の場合は心臓の機能が低下してしまうと少し動いただけで息切れがするなどして、日常生活に支障をきたします。これらは健康寿命が損なわれることに他なりません。

つまり、ピンピンコロリを実現させることは難しいのです。本コラムでは心臓病を対象に、病気になっても後遺症を残さないようにするためにどうするか、再発させないためにどうしたらよいのか、そして病気にならないためにはどうすべきなのか、を考えてみたいと思います。

2 胸痛患者の心電図 正常心電図(その2) リズム

次に心電図のリズムの読影について説明します。

心拍は呼吸によりわずかな変動はありますが、基本的には規則正しく、ほぼ一定のリズムを刻みます。心電図の横軸は時間軸なので、心拍と次の心拍の間隔は一定になるはずです。なお、子供は呼吸性の変動が明瞭になります。

ポイント #1 12誘導心電図は1秒間に2.5cm(25mm)の速度で記録される

心電図は方眼の上に記録されます。横軸の升目から時間を計ることができます。では QRS波と次の QRS波までの間隔を計ってみましょう。この間隔は R波の頂点で計測するため“RR間隔”と呼ばれます。ちょうど25mm(ここからは mmで表記します。)であれば RR間隔が1秒となります。30mmであれば1.2秒、20mmであれば0.8秒です。

ポイント #2 心拍数=1,500mm÷RR間隔で計算する

心拍数を心電図からすばやく読み取る練習をしていきましょう。まず、心電図を1分間記録したらどのくらいの長さになるかを考えます。

25mm×60秒=1,500mmですね。この1,500mmの中に何個の QRS波があるかを数えればそれが心拍数ということになります。しかし、1,500mmの長さの心電図記録を取ることは現実的でありません。でも、簡単な方法があります。1,500mmの中に“RR間隔”がいくつあるかを計算すればそれが心拍数というわけです。

ポイント #3 RR間隔が15mmから30mmの間であれば心拍数は正常範囲

1,500mm÷30mm=50回/分、1,500mm÷25mm=60回/分

1,500mm÷20mm=75回/分、1,500mm÷15mm=100回/分

どうでしょうか。正常心拍数を50回/分から100回/分の間とすれば、RR間隔が15mmから30mmの間にあればいいということになります。ただし、この計算は不整脈があるとき(RR間隔が一定でないとき)は使用できないので注意が必要です。その場合は、10秒間の心電図中の QRS波の数からおおよその心拍数を推定します。救急の現場では心拍数の正確さにこだわる必要はありません。

ポイント #4 正常洞調律であることを確認する

心拍数の確認をしたら、次は P波と QRS波がセットになっているかを確認します。P波がない時は洞調律ではなく、RR間隔が一定でも正常ではありません。また、P波と Q波の間隔“PQ時間”は0.20秒まで(5mm以内)が正常です(図1)。

RR間隔をみると、19mmから21mmとわずかな変動がありますが、ここではほぼ20mmとしていいでしょう。P波は QRS波の前にあり PQ時間は0.16秒です。以上からこの心電図は心拍数75回/分の正常洞調律と読影できます。

図1 正常洞調律の12誘導心電図

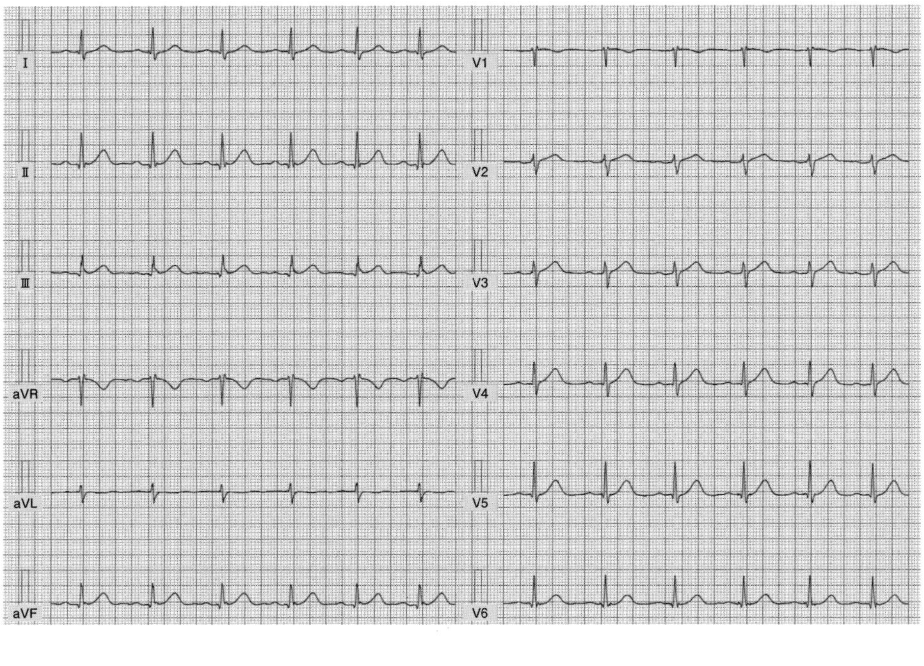

3 胸痛患者の心電図 急性心筋梗塞（その1）

救急現場で重要な異常心電図の見方を解説していきます。初めのテーマは胸痛です。胸痛の原因はいくつもありますが、生命の危機に直結する疾患が含まれていますので、心電図は最も重要な情報の一つです。

ポイント #1 持続する胸痛では症状の強弱によらず心電図をとろう!

胸の痛みで救急車が呼ばれるのは、症状が出てしばらくたってもよくならない場合がほとんどです。急に発症して胸の痛みが持続する場合、急性心筋梗塞や大動脈解離の可能性があるため、現場からの心電図伝送には大きなメリットがあります。なお、胸痛の感じ方には個人差があり、特に高齢者や糖尿病患者では、痛みの程度が軽くなる傾向があるので、症状の強さで判断しないようにしましょう。

ポイント #2 まずはST上昇の確認!

胸痛患者の心電図で最初にチェックするのは、ST上昇です。正常時（図1左）には、基線にあるST部分が上にシフトした所見（同右）がST上昇です。

このような心電図を見たときには“急性心筋梗塞”の可能性が高いと判断しなければなりません。ST上昇は心筋全層の強い虚血を反映する所見です。冠動脈が急に血栓によって閉塞することにより、その先の心筋組織が酸素不足になり、それを反映してその領域の誘導のSTが上昇するのです。

図1 ST上昇の確認

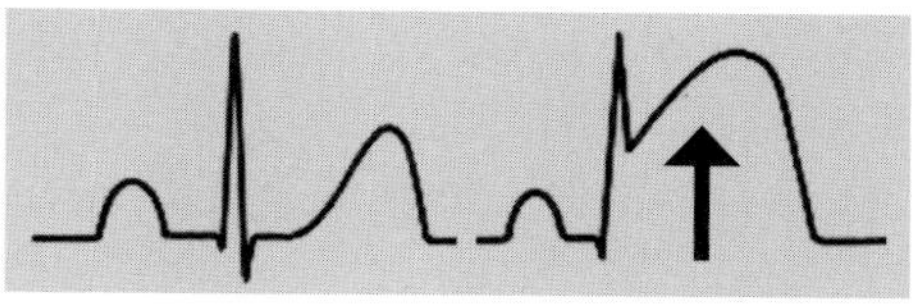

ポイント #3 ST上昇を示す誘導の組み合わせを確認する

12ページの解説で、「波形はⅡ誘導とV3誘導とV6誘導を見る」と言ったことを覚えていますか？ Ⅱ誘導は左室心筋の下壁、V3誘導は前壁、V6誘導は側壁の電位の変化を反映します。ST上昇がこれらのどの誘導でみられるかで障害されている場所が想定できるのです。ST上昇は以下に示す誘導の組み合わせで認められることが典型的です。

下壁：Ⅱ、Ⅲ、aVF

前壁：V1、V2、V3、V4

側壁：Ⅰ、aVL、V5、V6

ⅡとV3とV6をみてどこかにST上昇があったら、これらの組み合わせを確認してください。なお、組み合わせには個人差がありますので、必ずしもこのとおりになるとはかぎりません。

図2 下壁の急性心筋梗塞と診断される12誘導心電図

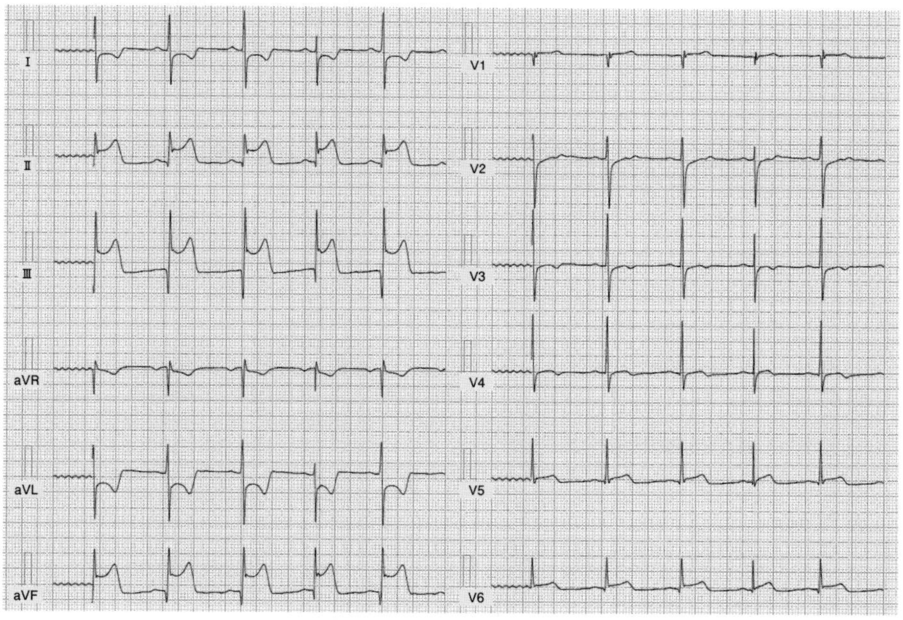

図2の心電図では明瞭なST上昇がⅡ、Ⅲ、aVFにみられ、下壁の急性心筋梗塞と診断されます。なお、ⅠとaVLでSTが逆向きに下降していますが、これはミラーイメージ（鏡面像）と呼ばれる所見で、強い虚血が反対向きの誘導に影響したためです。

ミニコラム

急性心筋梗塞は冠動脈が閉塞することが原因です。通常、右冠動脈は左心室の下壁に、左冠動脈前下行枝は前壁と中隔に、左回旋枝は側壁と後壁に血流を送っているため、心電図のST上昇の誘導の組み合わせによってどの冠動脈が詰まったかを予想することが可能となるのです。

4 胸痛患者の心電図 急性心筋梗塞（その2）

急性心筋梗塞の心電図の経時的変化を見てみましょう。急性心筋梗塞では胸痛を自覚してから救急要請までの時間は短いことが多く、現場で記録される心電図にはST上昇をみとめることが多いはずです。しかし、患者さんの状況によっては、発症からかなり時間が経ってから呼ばれることも稀ではありません。そのため“急性心筋梗塞の心電図は時間経過で変化する”ことを知っておく必要があります。

ポイント #1 発症後数時間で異常Q波が現れる!

血管が詰まって酸素が足りなくなった虚血心筋は、時間と共に壊死していきます。この壊死の進行とともに心電図は初期のST上昇（図1左）とは異なる波形に変化していきます。ST上昇が出現してから数時間が経つと、当初見られなかったQ波（図1中の黒矢印）が現れてきます。この波は異常Q波と呼ばれ、その領域の心筋が壊死したことを反映する所見です。異常Q波はST上昇を認めた誘導に出現します。15ページで学んだのと同じ組み合わせをもう一度確認しておきましょう。

下壁：Ⅱ、Ⅲ、aVF
前壁：V1、V2、V3、V4
側壁：Ⅰ、aVL、V5、V6

図1 急性心筋梗塞の時間経過による生じる波形の特徴

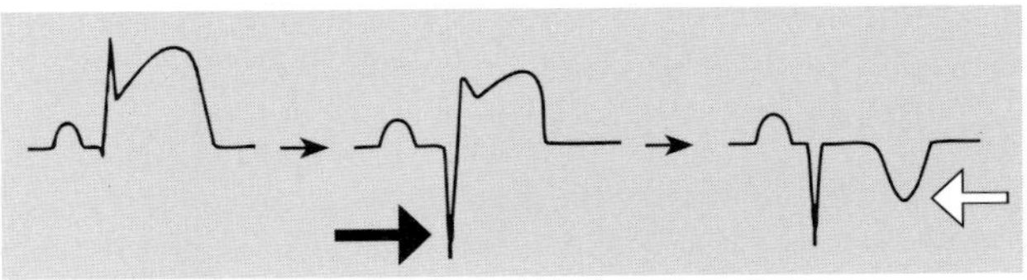

ポイント #2 さらに時間が経つとT波が陰転する!

胸痛が始まって6時間～12時間も経過すると痛みはかなり収まってきます（個人差があります）。詰まった血管が養う領域の心筋がほとんど壊死してしまうと胸痛も感じなくなってくるのです。これを反映して、上昇していたST部分は次第に基線に戻り、異常Q波が残ります。そして、新たにみられるのが陰性T波（図1右の白矢印）です。この波は冠性T波とも呼ばれるもので、一定期間（数日から数週間）かけて次第に元に戻っていきます。一方、異常Q波は急性期を過ぎても元に戻ることがなく、心筋梗塞に罹った証拠として傷跡のように一生残ることになるのです。

SCUNA（12誘導心電図伝送システム）を活用した実例から

救急活動では現場到着の時点での心電図を見ることになりますから、発症からの経過時間は様々です。症状や経過を参考に心電図波形を確認するようにしましょう。

図2の心電図では明瞭なST上昇がV2-V5とⅠ、aVLにみられ、前壁から側壁にかけての急性心筋梗塞と診断されます。V2、V3誘導（よく見るとⅠ、aVLにも）では異常Q波を認めます。発症から数時間経っていることが想定されます。心拍数も計算してみましょう。この心電図ではRR間隔が13mm位なので1,500／13≒115／minの洞性頻脈ですね。急性心筋梗塞の

図2 急性心筋梗塞と診断される12誘導心電図

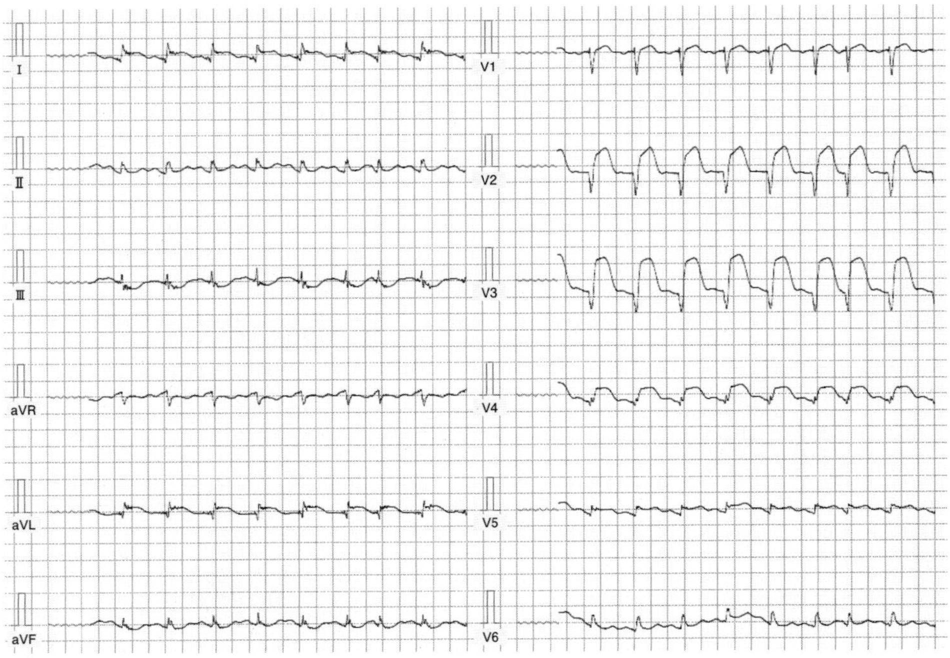

頻脈は心不全を合併している可能性を疑わなければなりません。いずれにしても、急いでカテーテル治療のできる病院に搬送しなければなりません。

図3の心電図ではST上昇がはっきりしません。しかし、V1-V3とⅠ、aVLに異常Q波があります。陰性T波がありませんので心筋梗塞としては新しく起こしたものではなく、陳旧性（昔起こした）の前壁側壁心筋梗塞との診断となります。なお、ST下降が肢誘導に見られますが、虚血性変化の疑いとしておきます。

図3 陳旧性の前壁側壁心筋梗塞と診断される12誘導心電図

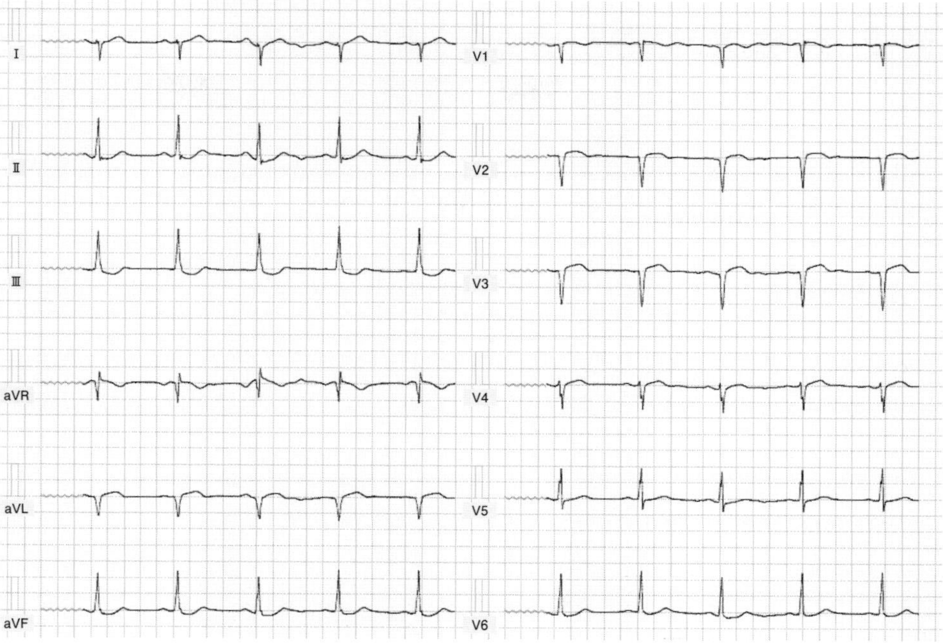

もっと知って欲しい心臓病のココロ

ピンピンコロリのために何ができるか（第2回）

心臓発作と循環器ホットライン

「うーっ!!!」、突然胸を押さえて痛みと苦しみで悶絶するような姿をテレビなどで目にします。実はこれはかなり誇張されていて、“胸の真ん中に締め付けられるような鈍い痛みが急に始まり、冷汗を伴って長く続く”というのが典型的な急性心筋梗塞の症状です。

たとえば63歳のAさん、事務所での仕事中に急に胸が苦しくなりました。異変に気付いた同僚が救急車を要請し、Aさんは近くの救急病院に搬送されました。救急外来では循環器内科の医師が待機していて、急性心筋梗塞であることを確認後ただちに緊急のカテーテル治療が行われました。症状の始まりから病院到着までが1時間、病院到着から治療までが1時間という素早い対応でした。Aさんはその後順調に回復し10日後には退院となりました。

Aさんの経過からみると、心筋梗塞はそれほど重大な病気ではなさそうに見えます。しかし、決してそうではありません。発症後しばらくの間は心室細動が起こりやすく、いつ心臓が止まってもおかしくない状況でした。また、心筋壊死は時間が経つほど進行するため、一刻も早い治療が必要でした。Aさんはラッキーでした。なぜならAさんの勤務先の地域では循環器ホットラインが活用されていたからです。

循環器ホットラインは、救急隊員と病院の循環器内科医を直接電話回線でつなぐ、専用の緊急連絡システムです。ホットラインを用いることにより、一刻を争う循環器救急患者の情報を早い段階で共有し、病院への収容を円滑にし、治療を迅速に行うことができます。Aさんの情報は病院到着前に循環器内科医に伝えられ、万全の態勢で到着を待っていてくれたのでした。ホットラインはまだまだ一部の施設しか導入できていませんが、循環器救急患者のために拡がっていくことが期待されます。

以上Aさん“ホットラインでピンピンコロリ先延ばし”の巻でした。

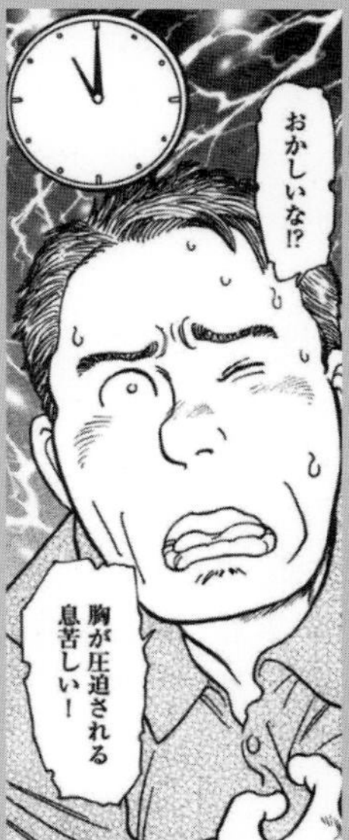

一色高明著「ストーリーでよくわかる心筋梗塞」エクスナレッジ刊より

胸痛患者の心電図 STが上昇しても心筋梗塞とは限らない?!

引き続き胸痛患者の心電図を見ていきましょう。ここではSTが上昇しても典型的なST上昇型心筋梗塞の経過をとらない胸痛患者の心電図について解説します。

ポイント #1 胸痛時にST上昇があるのに、その後陰性T波のみとなる

これまで、ST上昇は多量の心筋壊死を伴う急性心筋梗塞の特徴的な所見だと説明してきました。ところが、胸痛があってST上昇を認めても、心筋壊死が起こらないことや壊死がごく軽くて済むことがあります。

図1は胸痛で救急要請されて現場で記録した心電図です。V1-V4にかけてST上昇と軽度のT波の陰性化を認め、これらの誘導からは前壁の急性心筋梗塞が強く疑われます。ところが、現場で搬送の準備をしている間に胸痛が改善してしまったため、もう一度心電図をとったものが図2です。

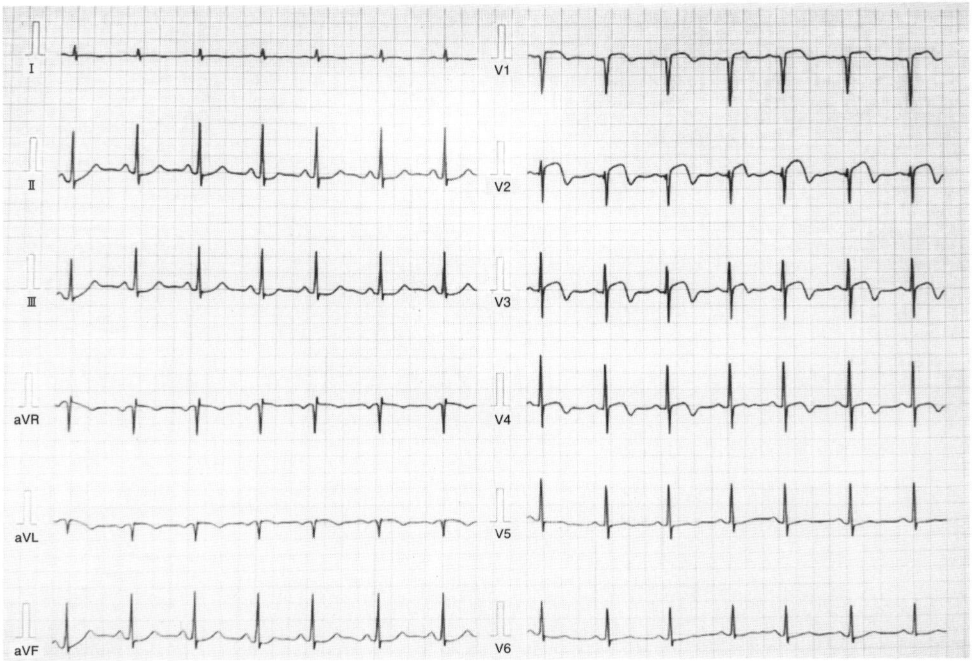

図1 胸痛時の12誘導心電図 その1（病院前の記録）

図2ではST上昇はほぼなくなり、V2-V4までの陰性T波が残っています。Q波はありません。このような心電図の変化は、一旦詰まった冠動脈の血流が再開した場合によく見られる所見です。血流が再開しても再び詰まってしまう可能性があるので、循環器専門施設に搬送しなければなりません。この患者さんは左前下行枝が詰まりかけていて、緊急で血行再建術が行われました。診断は“急性冠症候群”となりました。

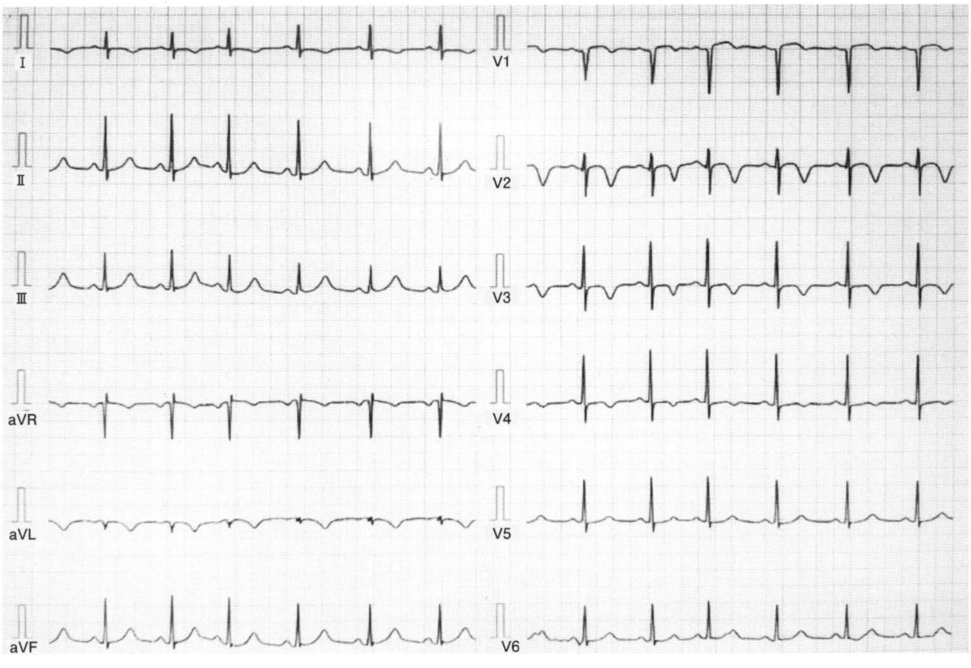

図2 胸痛改善時の12誘導心電図 その1（病院搬入後の記録）

ポイント #2 胸痛時にST上昇があるのに、正常波形にもどる

図3も胸痛時の心電図です。程度は軽いですが、Ⅲと aVFにST上昇があります。Iと aVLではSTがやや下降していますので、下壁の急性心筋梗塞が疑われます。

図3 胸痛時の12誘導心電図 その2（病院前の記録）

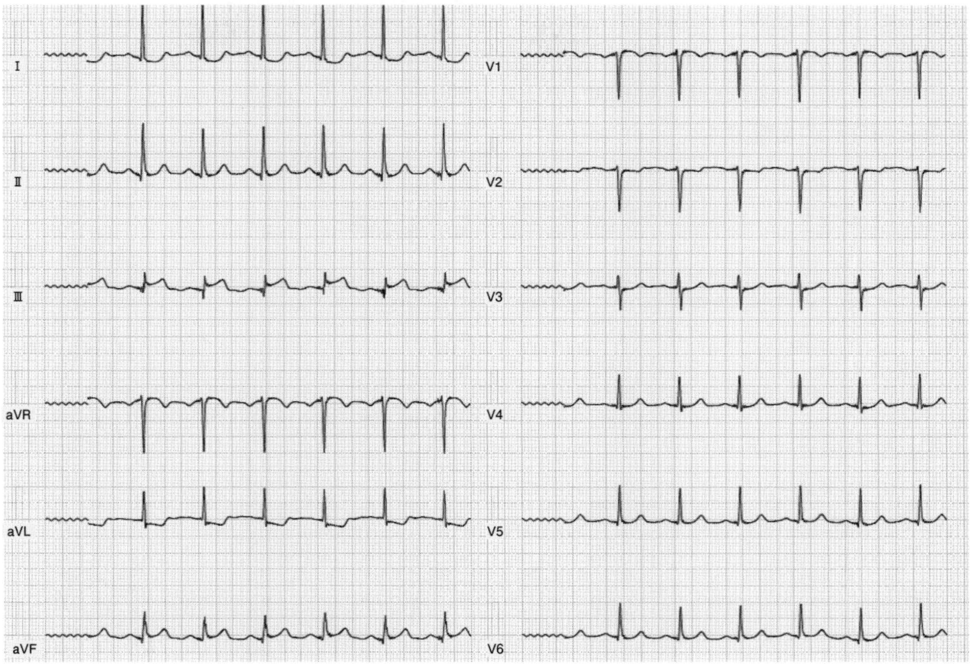

その後に胸痛が改善したときの記録が図4です。ここでもⅢ誘導のST上昇はなくなり、異常Q波は出現せず、ごく軽度の陰性T波を残すのみとなっています。この患者は搬入先の心電図が正常に回復し、緊急冠動脈造影で全く異常がなかったことから、冠れん縮（冠動脈の一部が過剰に収縮して一過性に血管を詰めてしまう現象、スパスムとも呼ばれる）が原因の“冠れん縮性狭心症”と診断されました。

図4 胸痛改善時の12誘導心電図 その2（病院搬入後の記録）

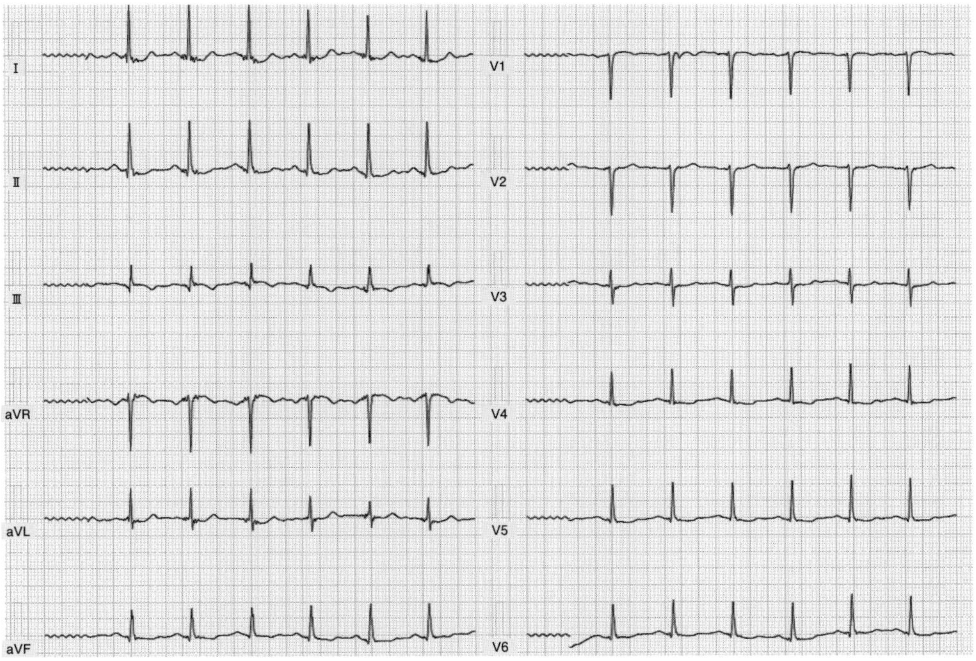

2例とも、診断が確定したのは病院への搬入後のことでした。救急現場の心電図でST上昇を認めた場合には、症状の強さにかかわらず急性心筋梗塞を疑って循環器専門施設に搬送しましょう。私どもの施設では、伝送された心電図の解説や搬送後の診断について、FAXを用いてフィードバックしています。心電図伝送システムの構築には、消防本部と病院間の連携が大切です。

6 胸痛患者の心電図　急性心膜炎・急性心筋炎

これまでST上昇型急性心筋梗塞、冠れん縮性狭心症などの虚血性心疾患について見てきました。以下はST上昇が冠動脈と無関係の疾患です。

ポイント #1　胸痛・呼吸困難とST上昇

STが上昇する疾患で心筋虚血が原因でないものの代表が急性心膜炎・急性（心膜）心筋炎です。

図1は胸部不快と呼吸困難で近医から搬送されて来た70代の男性の入院時の心電図です。V2からV5にST上昇が明瞭で、これだけ見ると前壁の急性心筋梗塞と区別がつかないかもしれません。この心電図には心筋梗塞に特徴的な鏡面像（ST上昇と反対側の誘導のST下降）が見られません。

図1　胸部不快と呼吸困難で搬送されて来た70代男性の入院時の心電図

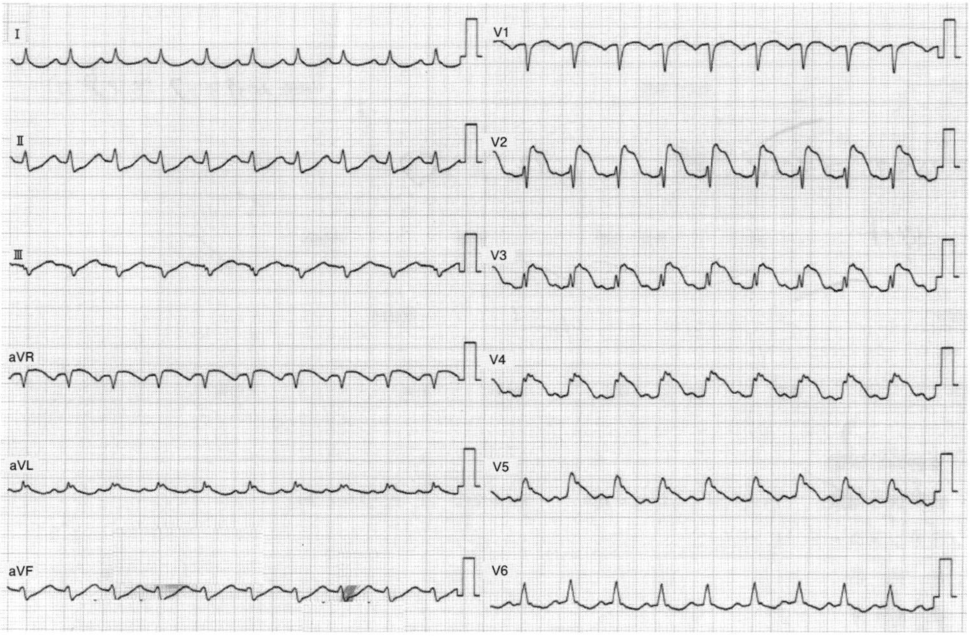

ポイント #2　喉の痛みや発熱などの先行する感冒様症状

この患者さんは1週間前からのどの痛みと発熱がありました。冠動脈には病変がなく、経過中に急速に左心室の収縮能が低下したことなどから、ウイルス感染による急性心筋炎と診断されました。

図2は、入院3日後の心電図です。V1からV5にかけて、痕跡的なR波を認めるだけとなり、ほぼ異常Q波といってよい波形に変化しています。急性心筋梗塞の経過中に見られる陰性T波はありません。また、肢誘導とV5、V6には低電位差（QRSの高さ＜0.5mV：1mV＝10mm）を認めます。なお、低電位差は左室収縮能の低下や心のう液貯留を反映する所見です。

図2　入院3日後の心電図

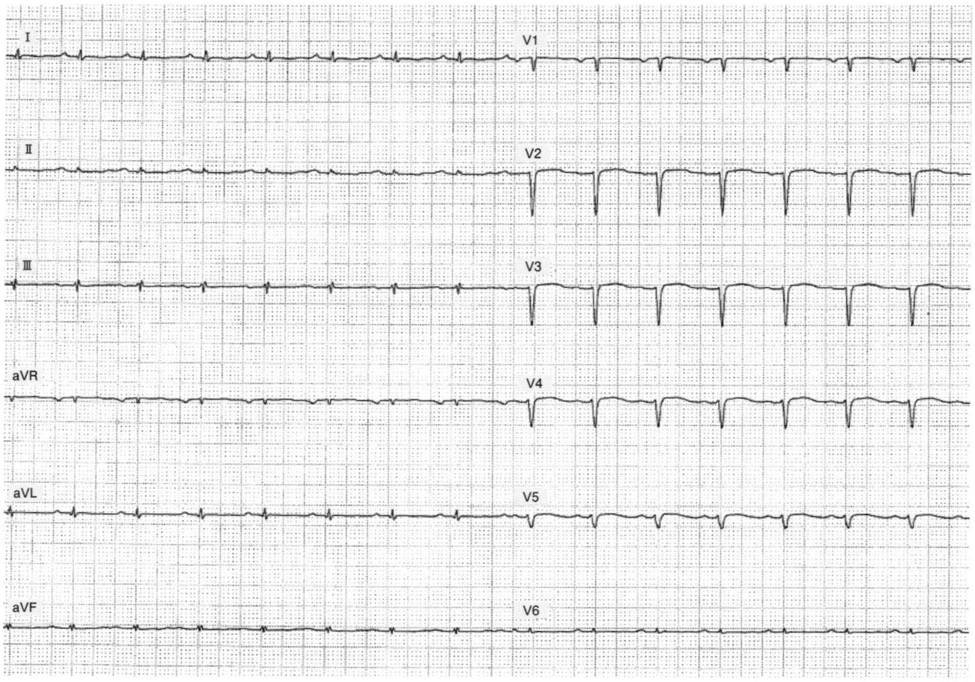

図3は胸部圧迫感と呼吸困難で転院搬送された若年女性の入院時の心電図です。V1からV5にかけてST上昇をみとめますが、特にV1からV3にかけては台形に近い波形を示し、重度の心筋障害が示唆されます。この患者さんは先行する感染症状とその後の経過から劇症型急性心筋炎と診断されました。

図3　急性心筋炎の30代女性の心電図

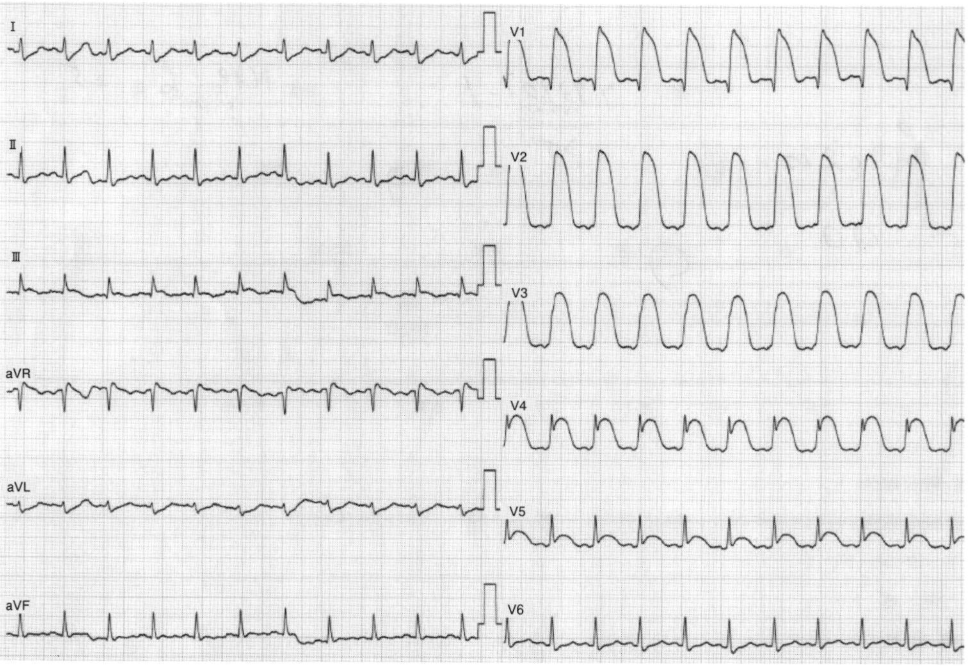

急性心膜炎や急性（心膜）心筋炎では炎症の広がりによってST上昇の誘導が異なることがあり、12誘導心電図全体に及ぶこともあります。通常胸痛の程度はそれほど強くはありませんが、しばしば24時間以上も持続します。心膜炎のみの場合はあまり重症化しませんが、心筋炎は生命にかかわる病気です。ST上昇の心電図を見たときには、症状の程度によらず専門施設に搬送しましょう。

もっと知って欲しい心臓病のココロ

ピンピンコロリのために何ができるか（第3回）

「我慢は禁物」がキーワード 心筋梗塞では 一刻も早く治療を受けるべし

大都市の市民マラソンはどこも大変な人気で、若い人からお年寄りまでたくさんのランナーが参加する、大きなイベントとなっています。ところで大半のマラソン大会では6時間以内にゴールするように制限時間が設定されていることはご存知でしょうか。かくいう私も大会に出ることがあるのですが、いつも制限時間を意識して時計とにらめっこしながら走っています。

話を心臓病に戻しましょう。実は急性心筋梗塞の治療にも時間制限があり、ここでも6時間以内が基準とされています。74歳のBさん、遅めの夕食後に胸が苦しくなりました。しばらく様子を見ても収まる気配はなく、冷汗がじっとりと出てきました。「早く救急車を！」との奥様の勧めにも、「こんな夜中に近所迷惑だから……」と我慢してしまったことが間違いでした。

明け方になって容体が悪化し、あわてて救急車を呼びましたが、収容先の病院での懸命な治療にも拘わらず、帰らぬ人となってしまいました。症状が出てから病院に運ばれるまで、すでに8時間が経っていました。

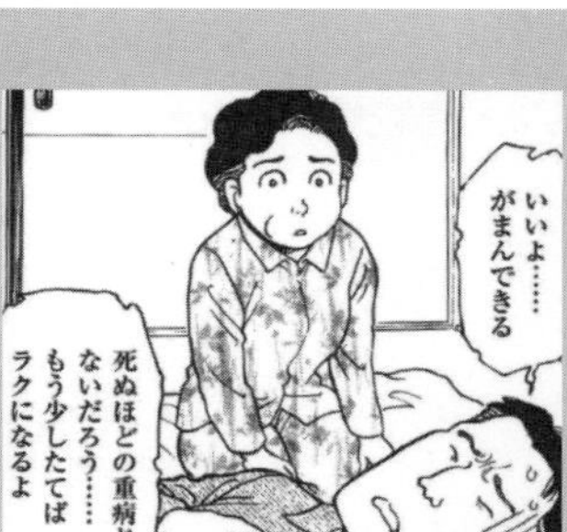

一色高明著「ストーリーでよくわかる心筋梗塞」エクスナレッジ刊より

心筋梗塞は冠動脈が詰まることによっておこります。冠動脈の血流が止まって酸欠が続くと流域の心筋は壊死していきますが、全ての心筋が同時に壊死するわけではなく、6時間ほどの経過で完成するとされています（時間には個人差があります）。カテーテル治療は詰まった血管を再開通させて、瀕死の心筋を助けることができますが、壊死が進行してしまってからでは無意味なのです。Bさんは最も重要な時間を家で我慢してしまったことで、手遅れになってしまったのです。とても残念なピンピンコロリでした。

胸が苦しくて収まらないときはためらわずに救急車を呼びましょう。

7 胸痛患者の心電図 労作狭心症（重症のもの）

ここからは胸痛があってもST上昇がみられない患者の心電図です。ST上昇がなくても生命に関わる病気がまだまだ隠れていますので、しっかり見ていきましょう。

ポイント #1 胸痛がありSTが下降している

通常太い冠動脈の血流が急に完全に止まるとSTが上昇します。一方、完全閉塞でない場合には、心筋虚血が心筋全層に及ぶほどひどくはならず、心電図ではSTが低下します（図1）。ST低下の程度や持続時間は虚血の程度によって異なります。図のような変化はかなり進行した狭心症の所見です。

図1 正常波形とST下降波形

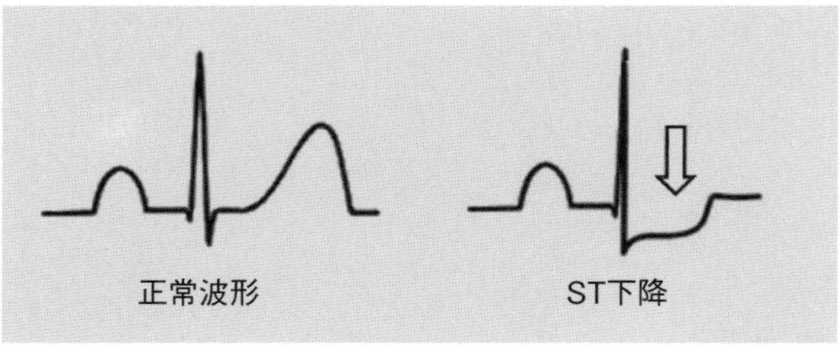

図2は、典型的な労作狭心症の心電図です。上段（通常時）はほぼ正常ですが、下段（運動後の胸痛時）にはⅡ、Ⅲ、aVF、V4-V6に明瞭なST低下を認めます。通常、労作性のST下降は一過性で、数分～十数分で元の心電図に戻ります。逆に言うと、このような変化が続いている場合は重症の狭心症や急性冠症候群の可能性が高くなります。

図2 通常時（上段）と運動後の胸痛時（下段）の心電図

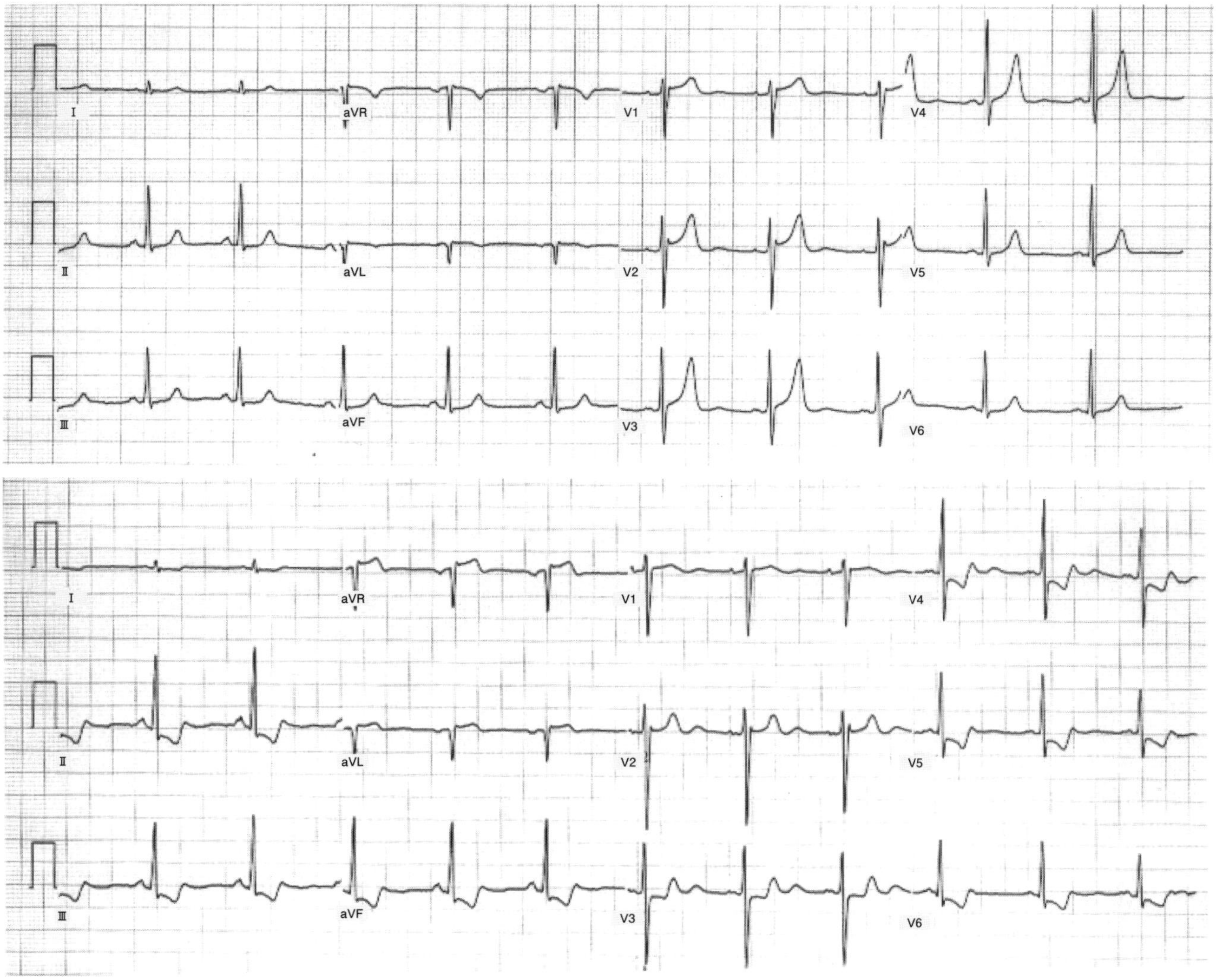

ポイント #2　aVRにST上昇がある時は要注意!

急性心筋梗塞でなくても、左主幹部が詰まりかけている場合や、3本ある太い冠動脈の全てに狭窄や閉塞がある場合は命に係わります。このような重症例では、胸痛だけでなく息切れなどの心不全症状が同時に見られることも知っておきましょう。なお（通常は注目しない誘導ですが）aVRのST上昇は、重症心筋虚血のサインとされています。

図3は胸痛と息苦しさを訴える高齢者の救急現場での心電図です。II、III、aVF、V5、V6のST低下の他に、aVRでSTが上昇しています。この心電図ではほかに左室高電位があり、左室肥大によるST変化も加わっている可能性があります。この患者さんは心不全で入院となり、その後の冠動脈造影で左主幹部狭窄＋右冠動脈狭窄が判明しました。

図3　入院3日後の心電図

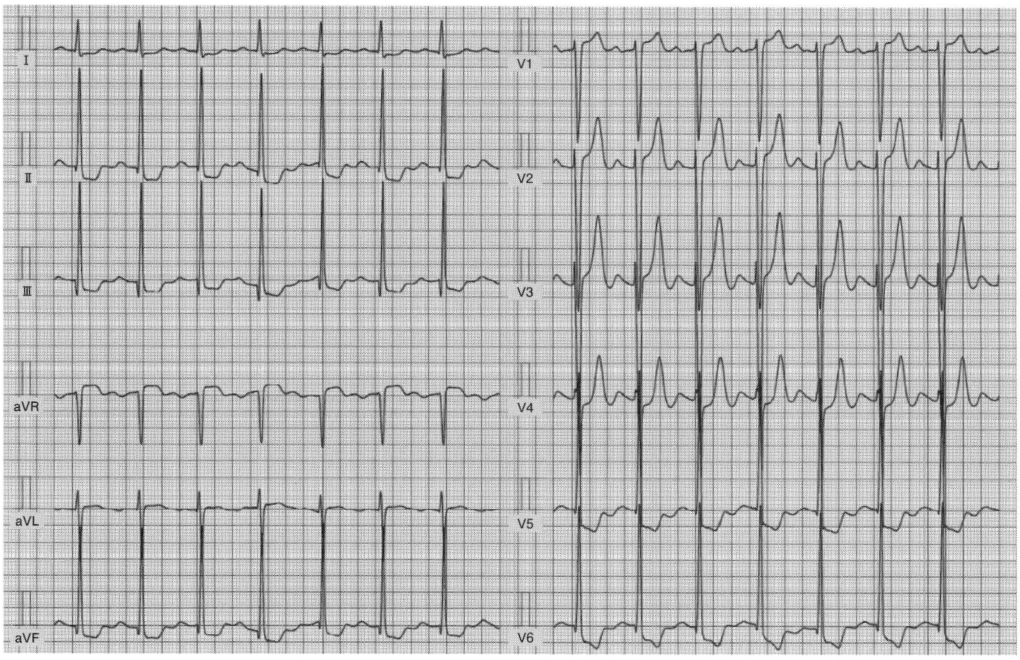

もっと知って欲しい心臓病のココロ

ピンピンコロリのために何ができるか（第4回）

病院到着後も急げ急げ!「Door to Balloon Time」って何?

急性心筋梗塞が疑われた時にはできるだけ早く病院に運んでもらうことが大切とお話ししました。次に、患者さんを受け入れる病院の立場から考えてみましょう。

急性心筋梗塞の初期治療には血栓溶解療法とカテーテル治療がありますが、日本ではほとんどの施設でカテーテル治療が行われています。急性心筋梗塞では一刻も早く冠動脈の流れを再開させることが大切なので、患者さんが搬送されて来た後、速やかに治療を開始しなければなりません。病院は24時間365日必要時に素早くカテーテル治療を行うことができる体制を整えておく必要があるのです。

さて、C病院に救急隊から胸痛を訴える患者を搬送したいとの連絡が入りました。午前4時です。救急外来の医師は直ちに循環器内科の当直医に連絡し、救急車の到着を待ちます。循環器内科の医師は放射線科の当直技師に連絡して血管造影室の準備をするように指示するとともに、集中治療室に入院ベッドの確保をするように伝え、救急外来に向かいます。放射線科の当直技師は、血管造影機器の電源を入れ、臨床工学技士を招集し、待機します。患者が病院に到着すると、救急外来のスタッフは手早くラインの確保や心電図などの必要な検査を行い、心筋梗塞と診断されるとすぐに着替えなどを済ませて血管造影室に搬送します。これと併行して本人や家族への説明と同意も行います。血管造影室に到着すると直ちにカテーテル治療を開始します。治療は順調に進み、病院についてから血流が再開するまで75分でした。

病院に着いてから、血流を再開させるまでの時間はDoor to Balloon（D2B）Timeと呼ばれています。D2B Timeは国際的に90分以内にすることが望ましいとされていて、病院の治療体制の機能評価にも用いられています。日本のD2B Timeは66分と短く、米国の調査での80分よりも優れていることが報告されています。

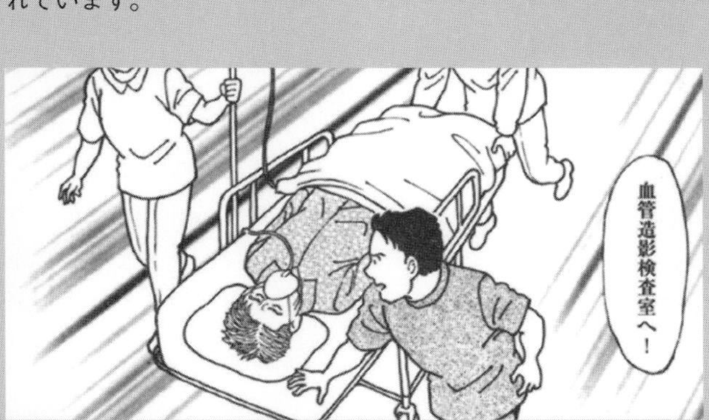

一色高明著「ストーリーでよくわかる心筋梗塞」エクスナレッジ刊より

8 胸痛患者の心電図 心臓以外の胸痛の心電図

胸痛の原因が心臓に由来するものでない疾患の心電図を見ていきます。

ポイント #1 胸痛があるのにST上昇もST下降もないときこそ注意が必要です

胸痛患者の心電図に心筋虚血に見られる変化がないことは稀ではありません。心電図にST変化がなくても多くの重大疾患が隠れています。

ポイント #2 背部や腹部に拡がる痛みを確認する

心電図にST変化がなかった場合、他に胸痛の原因を考える必要があります。これは必ずしも救急隊員の仕事ではないのですが、ある程度の診断予測ができることのメリットは少なくありません。このような場合にはまず胸痛の性質を確認しましょう。とくに、痛みの場所が前胸部だけでなく、背部や腹部に移動するように拡がっている場合には、急性大動脈解離などの大動脈の疾患を考えます。

図1　70代の強い胸痛を訴える患者の心電図

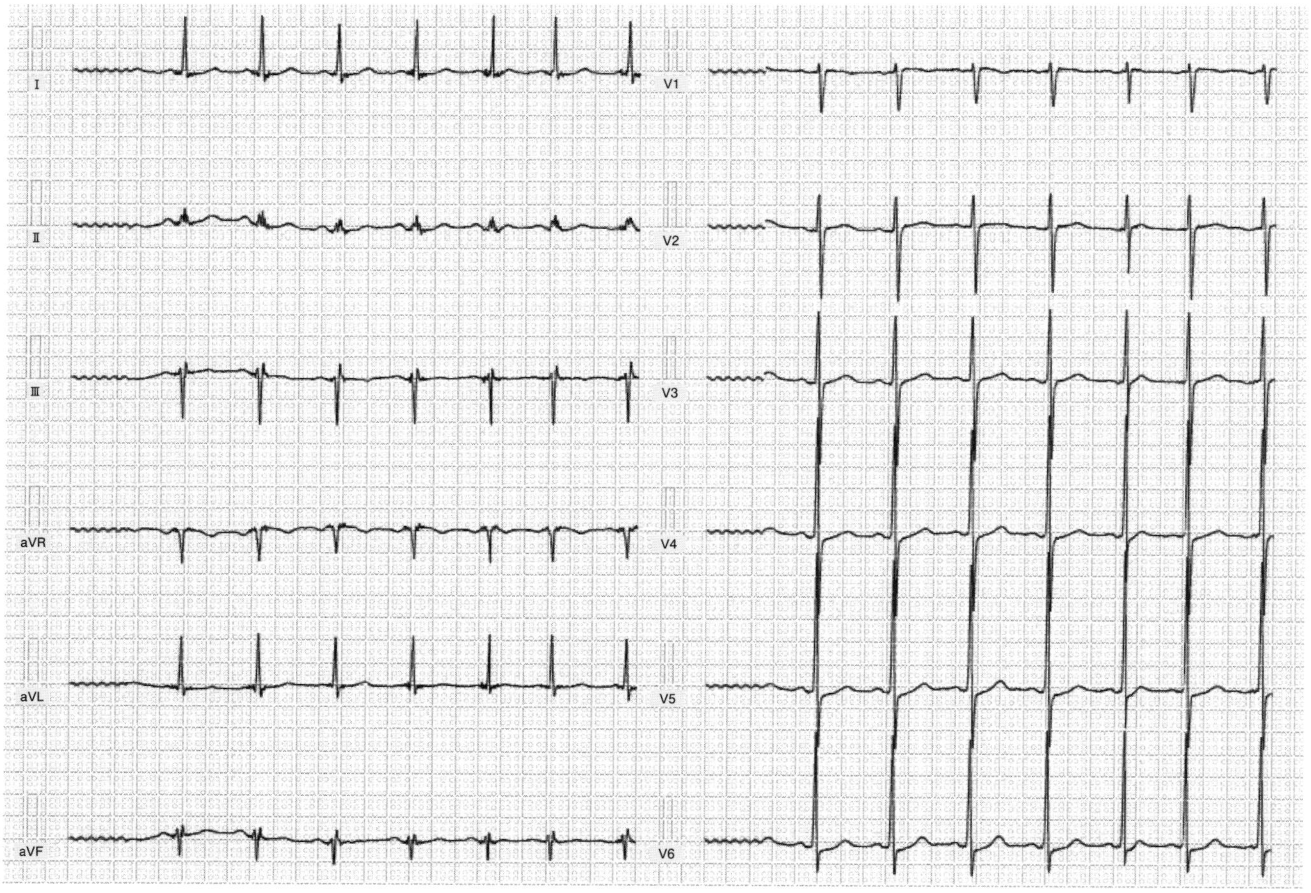

図1は70代の強い胸痛を訴える患者の心電図です。これにはST上昇も下降もありません。V5、V6のR波の高さが高く、高血圧による左室肥大の可能性がありますが、急を要する心疾患を疑わせる所見ではありません。症状を確認すると背中に痛みが拡がっていることがわかりました。病院搬入後のCT検査にて急性大動脈解離と診断され、緊急外科手術となりました。

ポイント#3 頻脈・息切れの症状は重要なサイン

胸痛患者の主な症状が息切れの場合は、肺炎などの感染症も鑑別に挙がりますが、最近増えている深部静脈血栓とそれに続発する肺塞栓を念頭に置く必要があります。肺塞栓症では血液中の酸素濃度の低下を反映して、頻脈がほぼ必発です。急に発症した胸痛に息切れと頻脈の組み合わせを見た場合には肺塞栓症を疑ってください。

図2 典型的な肺血栓塞栓症の心電図

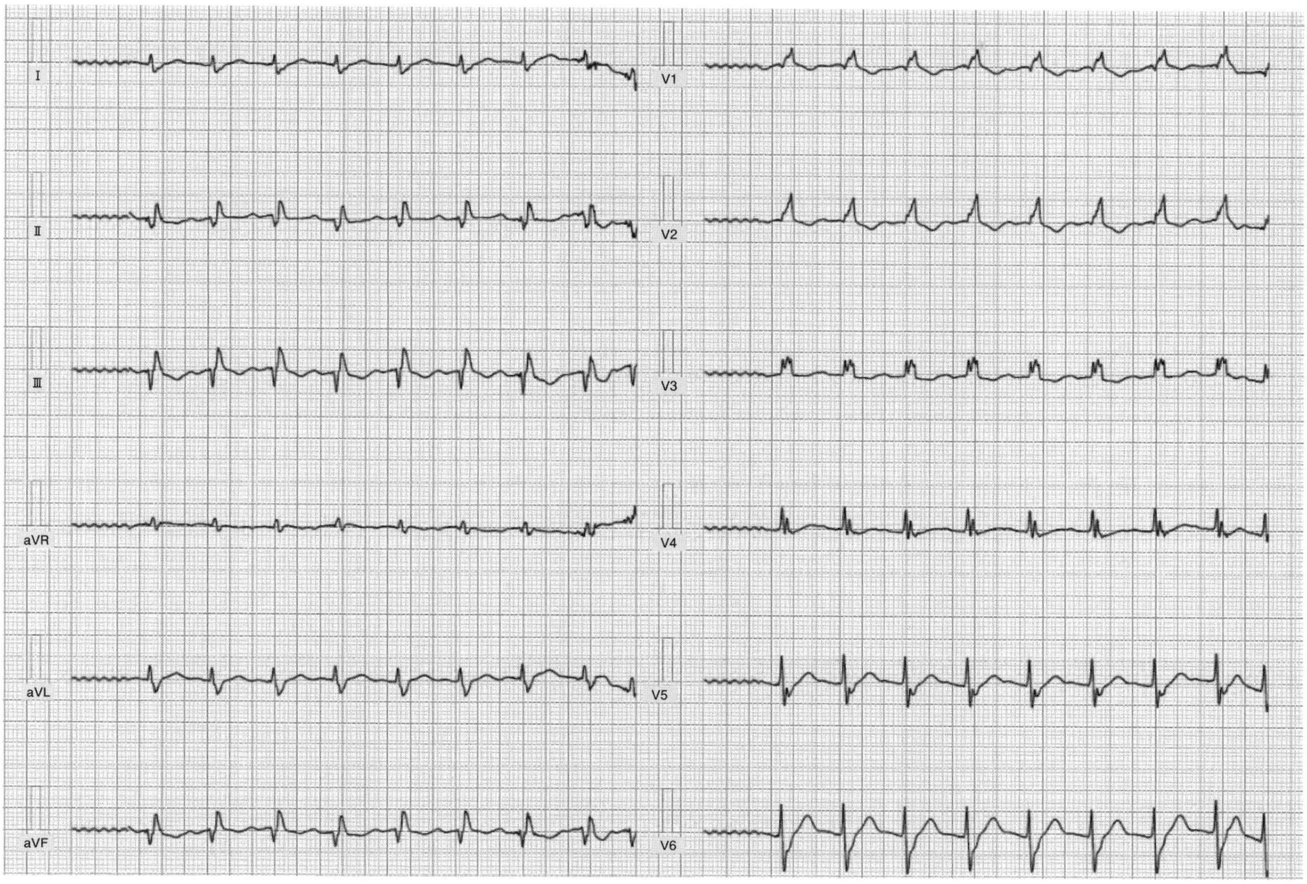

図2の心電図は一見して頻脈があります。RR間隔は14mmなので、1,500／14＝約107の洞性頻脈です。肢誘導のⅠ誘導にS波、Ⅲ誘導にQ波と陰性T波を認める特徴的な組み合わせ（SⅠQⅢTⅢと呼ばれる）があること、V5、V6のS波が深いことなど、かなり専門的で判読が難しいものですが、これらは典型的な肺血栓塞栓症の心電図所見です。この患者さんは搬入後のCT検査で両側の肺動脈に巨大な血栓像が確認され、抗血栓薬の投与が開始されました。

救急現場での12誘導心電図は急性心筋梗塞を見つけるためだけのものではないことが分かってきましたでしょうか。ST変化があってもなくても、心電図は胸痛の循環器救急に不可欠の道具です。

9 胸痛患者の心電図　確認テスト

これまでの確認テストを行います。できるだけ自分で診断してみてください。

問題 1　70代の男性。2時間前から前胸部痛が持続している。診断は何か。

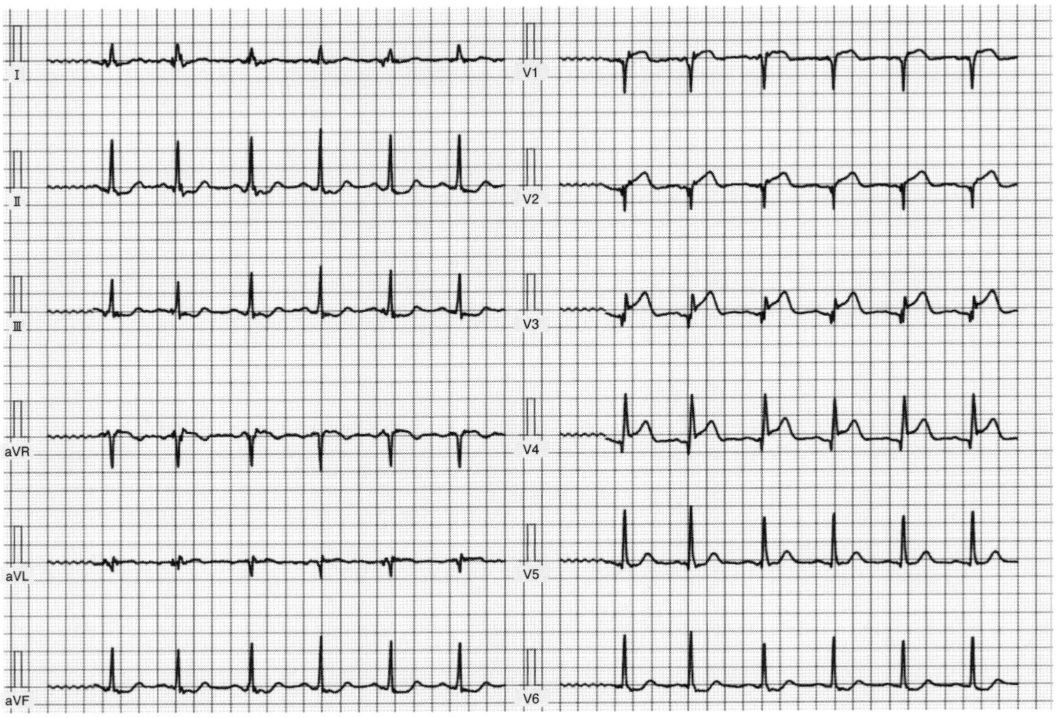

問題 2　70代の女性。1時間前から前胸部痛が続いている。心拍数および診断は何か。

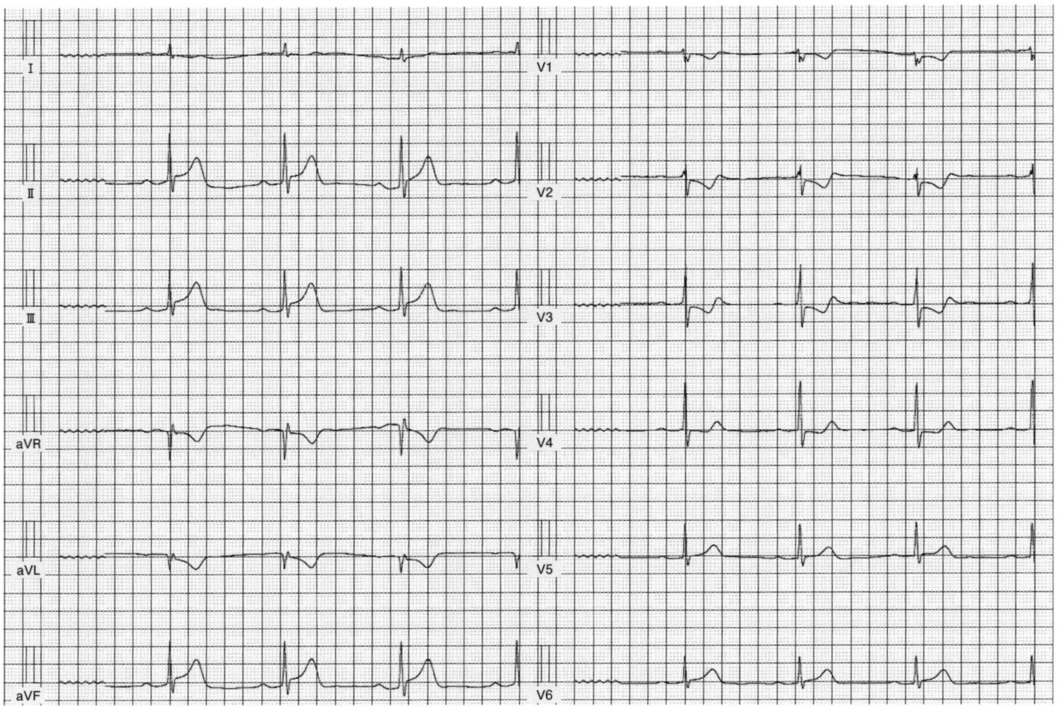

問題 3 **50代の男性。数日前から胸痛を繰り返していた。今朝は強い胸痛が30分ほど続いたので救急要請した。現着時胸痛は消失している。診断は何か。**

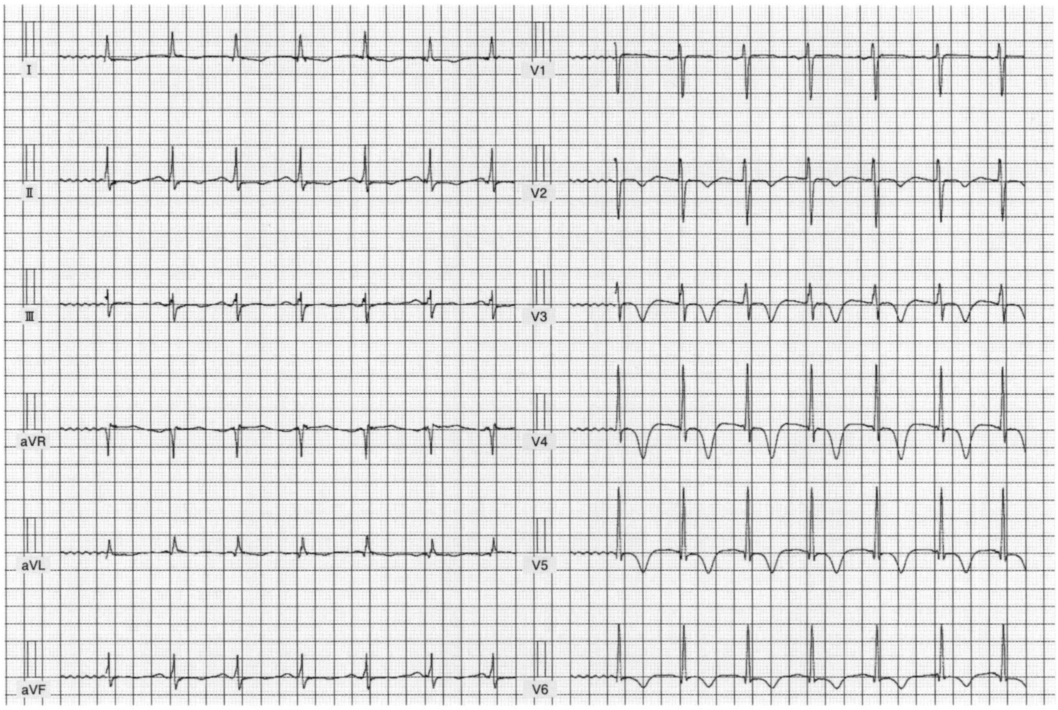

解答と解説

【問題 1】

答：　急性前壁心筋梗塞

解説：V1からV4にST上昇があります。また、同じ誘導にQ波も認めます。Ⅱ、Ⅲ、aVFにはごく軽度のST下降があり、鏡面像と思われます。胸痛の経過を含め、診断は前壁のST上昇型急性心筋梗塞です。

【問題 2】

答：　急性下壁心筋梗塞　洞性徐脈（心拍数48／分）

解説：V1からV3の陰性T波の方に目が行くかもしれませんが、Ⅱ、Ⅲ、aVFのST上昇を見逃してはいけません。胸部誘導の変化は鏡面像です（後壁の虚血も含まれているかもしれません）。洞結節には右冠動脈から血液が送られていることが多く、下壁の心筋梗塞では洞結節の虚血のためにしばしば徐脈を示します。胸痛による迷走神経反射も徐脈の原因になります。Q波がまだ見られませんが、発症早期の下壁のST上昇型急性心筋梗塞と診断できます。

【問題 3】

答：　急性冠症候群

解説：V2からV6にかけて明瞭な陰性T波を認めますがST上昇やQ波はありません。このような異常Q波を伴わない陰性T波は、典型的な心筋梗塞には至らないまでも、局所的に強い心筋虚血があったことが示唆される所見です。陰性T波はほかにも肥大型心筋症、たこつぼ心筋症などでもみられますが、ここでは症状の経過から見て虚血性と考えることが妥当です。以上より診断としては急性冠症候群（不安定狭心症や非ST上昇型心筋梗塞など）とします。

いかがでしたか。正しく判読できたでしょうか。12誘導心電図波形は個人差もあって難しい場合がありますが、目立ちにくい異常所見もポイントを押さえてしっかり見つけることができるように、経験を積んでいきましょう。

10 不整脈の心電図（その1） 心房細動

心電図伝送後に上尾中央総合病院に搬送された記録（計284例）を見ると、急性冠症候群などの虚血性心疾患が33％、各種不整脈が11％でした。ということで、不整脈の心電図を見ていきましょう。まずは心房細動からです。

ポイント #1 P波がなく、f波がある

心房細動では心房収縮がなくなり、心房は震えるような動きをするようになります。心電図では、P波がなくなり、代わりに細かい不規則な波（f波）がみられます。f波はV1誘導で最も明瞭となるのでV1の基線を見るようにしてください。f波は心房細動が長く続くと電気信号が弱くなり、次第に不明瞭になっていきます。なお、f波は頻脈になると判定できなくなるので、ポイント#2の所見が重要です。

ポイント #2 RR間隔がバラバラで規則性がない

心房細動では房室結節を通る電気信号の伝達が不安定になり、心拍が不整になります。このため心電図ではRR間隔がバラバラになります。心房細動の心電図診断にはRR間隔が一定でないことを確かめることが最も大切です。

図1　心房細動を示す心電図

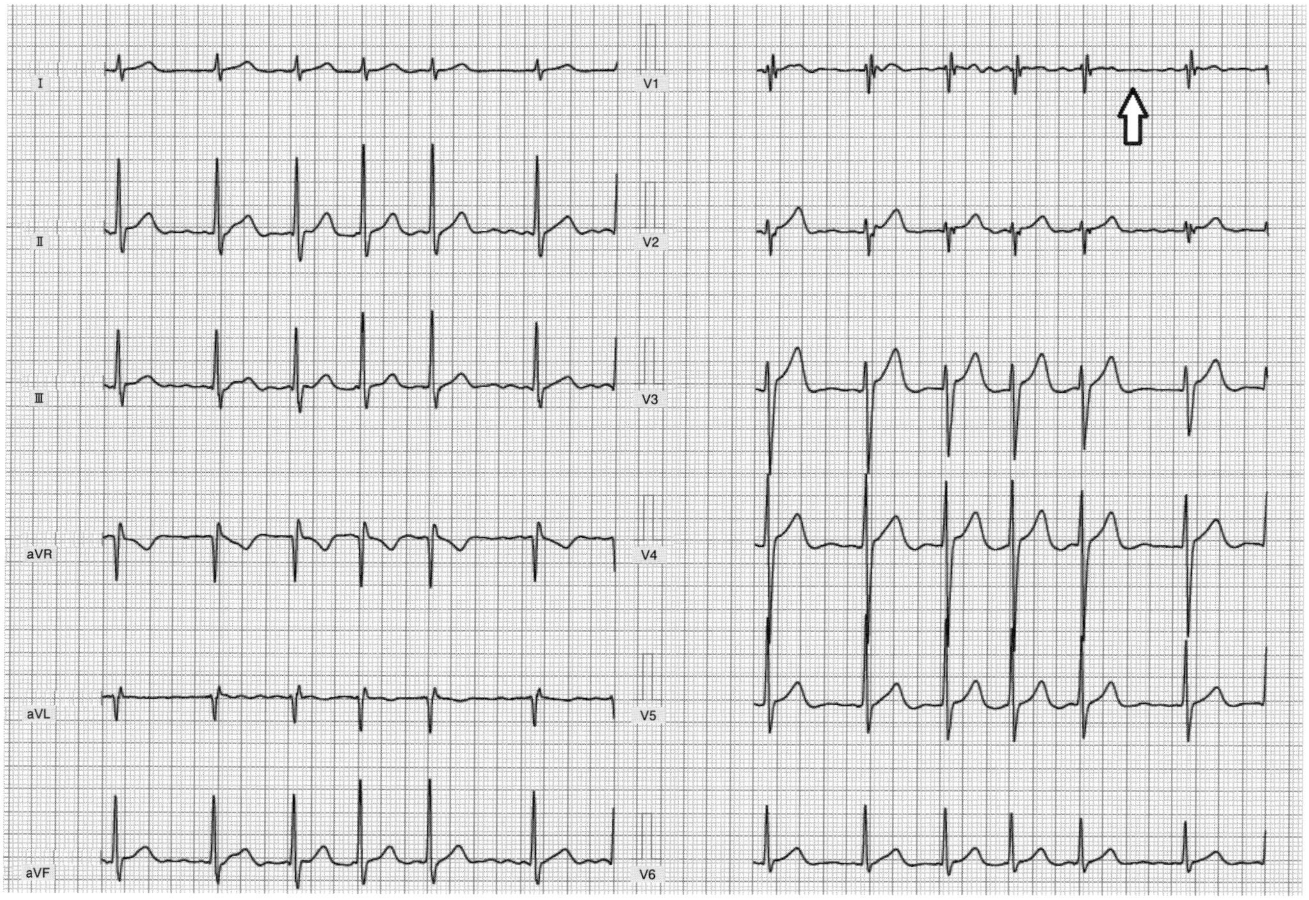

図1の心電図のV1誘導の基線（矢印）を見ると、P波がなく細かくゆれているようにみえます。これがf波です。またRR間隔は一定でなくバラバラなことが見て取れます。以上から心房細動と診断できます。

図2 頻脈性心房細動を示す心電図

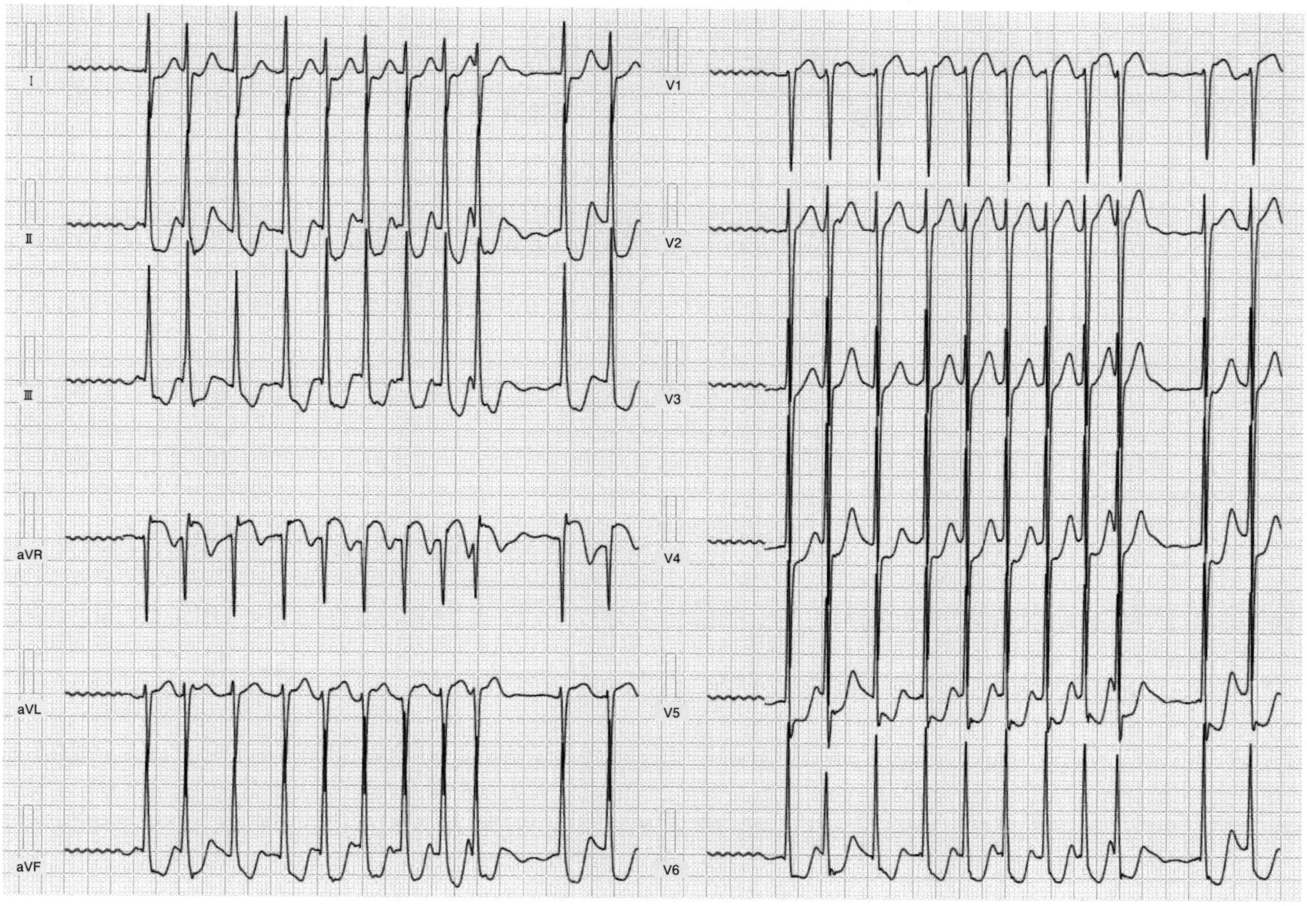

図2の心電図は頻脈性心房細動です。R波が立て込んでいて一見するとRR間隔が一定のようにも見えますが、よく観察すると微妙に不揃いです。後ろから3拍目にRR間隔が広い部分（0.7秒）があるので診断は難しくないでしょう。頻脈性心房細動ではこのように広い部分がないことも多いので、RR間隔の微妙な不揃いを見逃さないようにしてください。ポイント #1で解説したように、f波が確認できなくても診断には影響しません。さて、この心電図には心房細動の他にも多くの誘導に著明なST低下を認めます。心筋虚血の疑いが濃厚ですが、それだけでなくaVR誘導でSTが上昇しているところに気が付きましたか（23ページ参照）。この患者さんは急性心不全で入院となり、その後重症の虚血性心疾患と診断されました。

心房細動は高齢者の心不全に合併することが多く、救急の現場でも多くみられる不整脈です。しっかりと読影できるようにしておきましょう。

11 不整脈の心電図（その2） 心房粗動

急な動悸も救急車が呼ばれる代表的な症状ですね。動悸には2つのタイプがあり、ドキンドキンと強い鼓動を感ずるものと、ドキドキドキドキと頻拍が原因のものがあります。発作性頻拍症の原因も数種類があり、前項の心房細動もその一つです。ここでは心房粗動を見ていきます。

ポイント #1 P波がなく、鋸状のF波がある

心房粗動は心房内で電気信号がグルグル回り（リエントリー）をするために、心房が規則正しく約300回／分の頻度（不整脈薬内服中は少し遅いことがある）で収縮します。心電図にはこれを反映して規則的な心房波（F波）が出現します。同じエフでも大文字（F波）と小文字（f波）で意味が違うので注意してください。F波は鋸状のギザギザの特徴的な波形を示し、Ⅱ誘導やV1誘導でよく見ることができます。

ポイント #2 心拍数が150／分、100／分、75／分前後

心房粗動のF波は房室伝導の制限の関係で、300／分の電気信号は心室に伝わらず、F波2つに1つ、3つに1つ、4つに1つで伝えられます。従って心拍数はそれぞれ300÷2=150／分（2：1伝導）、300÷3=100／分（3：1伝導）、300÷4=75／分（4：1伝導）、程度のどれかになるのです。頻拍時にはF波が判別しにくいので、150／分の頻拍（RR間隔で10mmでしたね）のときは心房粗動ではないかと思って心電図に目を凝らして下さい。頻拍でなければF波は見つけられるはずです。

ポイント #3 脈は不整にならない

心房細動と異なり、心房粗動ではRR間隔が一定になるため、通常脈の乱れはありません。時折、3：1伝導と4：1伝導が混在することがあり、そのような場合には不整になることがありますが心電図で確認できます。

図1-1 P波がなく、肢誘導で基線がギザギザになった心電図

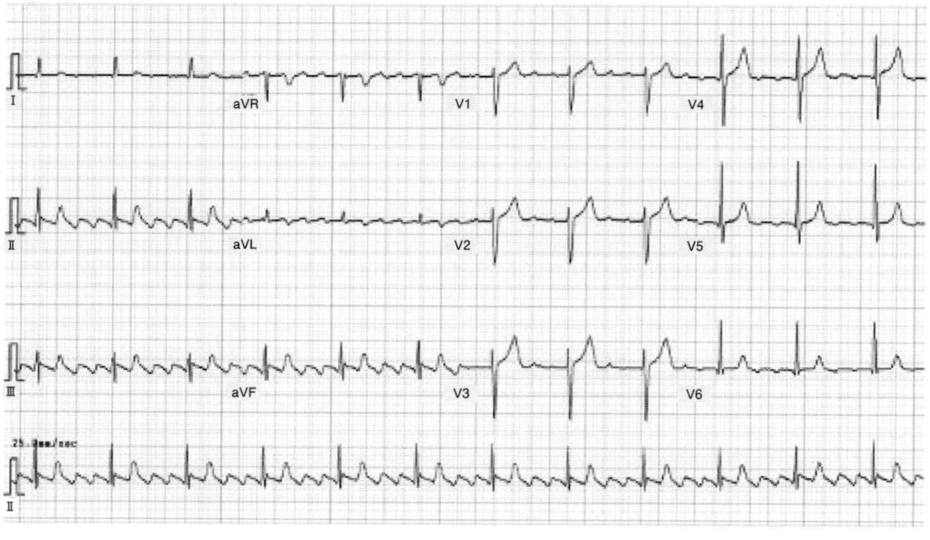

図1-2 図1のⅡ誘導から、後半部分のR波T波を消した波形（4：1伝導の心房粗動）

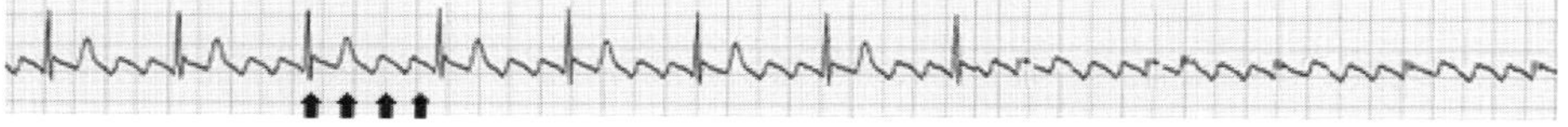

この心電図（SCUNAの記録ではありません）にはP波がなく、肢誘導で基線がギザギザになっています。図1-1の下段はⅡ誘導の連続記録です。ギザギザの波を見ると、R波とT波に重なっているようです。そこでⅡ誘導の後半部分のR波とT波を消してみると、図1-2のように鋸状の波（300回／分）が続いていることが分かります。これが心房粗動によるF波です。図1-2の前半部分（矢印）をよく見てください。R波はF波4つに1つの回数で規則的に出現しています。これを4：1伝導の心房粗動と表現します。4：1なので、300÷4=75と計算できますが、実測でもRR間隔は約20mmですので、心拍数は1,500÷20≒75／分と一致しています。

図2 RR間隔が一定となる頻拍症の心電図（2：1伝導の心房粗動）

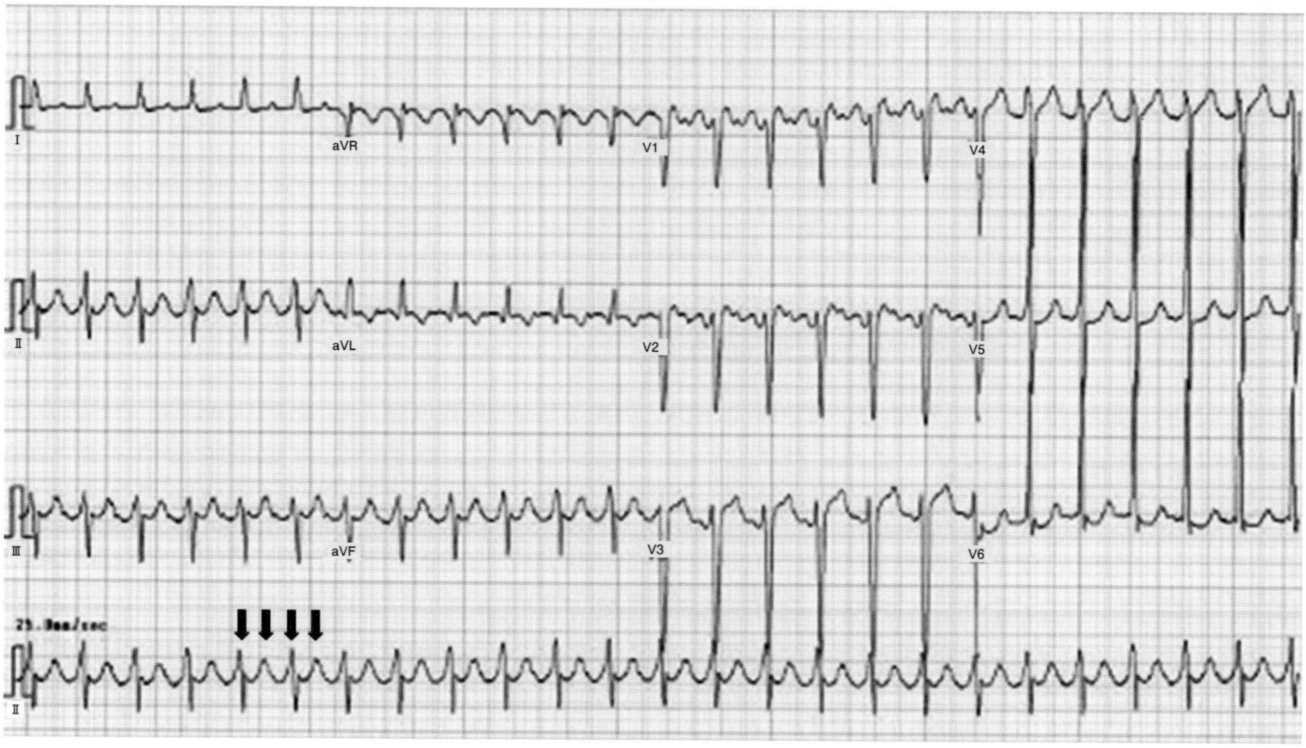

この心電図はRR間隔が一定の頻拍症です。基線を見ると一見P波のようですが、規則的に波打っているようにも見えると思います。このR波を頭で消してみてください。図1-2のような波がイメージできたら正解です。この心電図は2：1伝導の心房粗動です（矢印）。RR間隔はほぼ10mmなので、心拍数は1,500÷10=150／分です。ポイント#2の解説のとおりですね。2：1伝導の心房粗動の心電図は曲者です。

心房粗動は心房細動ほど頻度が多くないため、目にする機会は多くないかもしれませんが、2：1伝導の心房粗動は発作性上室頻拍（次項で解説）との鑑別が難しいので、心拍数150／分前後を参考にすることを覚えておきましょう。

12 不整脈の心電図（その3） 発作性上室頻拍

発作性頻拍症の中でも若年者に多く見られるのが発作性上室頻拍（PSVT）です。急に動悸がして、治る時はパッと元に戻るのが特徴的な頻拍症です。PSVTは命に係わる病気ではないので心電図で判定できれば落ち着いて対処できるでしょう。

ポイント #1 RR間隔が一定で心拍数が160～220／分

発作性上室頻拍は房室間で電気信号がグルグル回り（リエントリー）をするために、心室が規則正しく概ね160～220回／分の頻度で収縮します。心電図にはこれを反映して、通常はほぼ正常波形のQRS波が規則的に続く、心拍数180／分前後の頻拍（RR間隔が7～9mm程度で一定）が見られます。なお、不整脈薬内服中は心拍数がやや遅めになります。

ポイント #2 RR間隔が10mm未満の時の心拍数は10cmまたは15cmの中のQRS波の数を用いる

RR間隔が10mm未満の時は、これまでの計算方式（1,500／RR間隔）では誤差が大きくなってしまいます。そこで、10cm（4秒）または15cm（6秒）の長さの中にいくつQRS波があるかを数えて、それぞれ15倍または10倍する方法をとりましょう。

図 RR間隔が一定で規則的な発作性上室頻拍（PSVT）の心電図

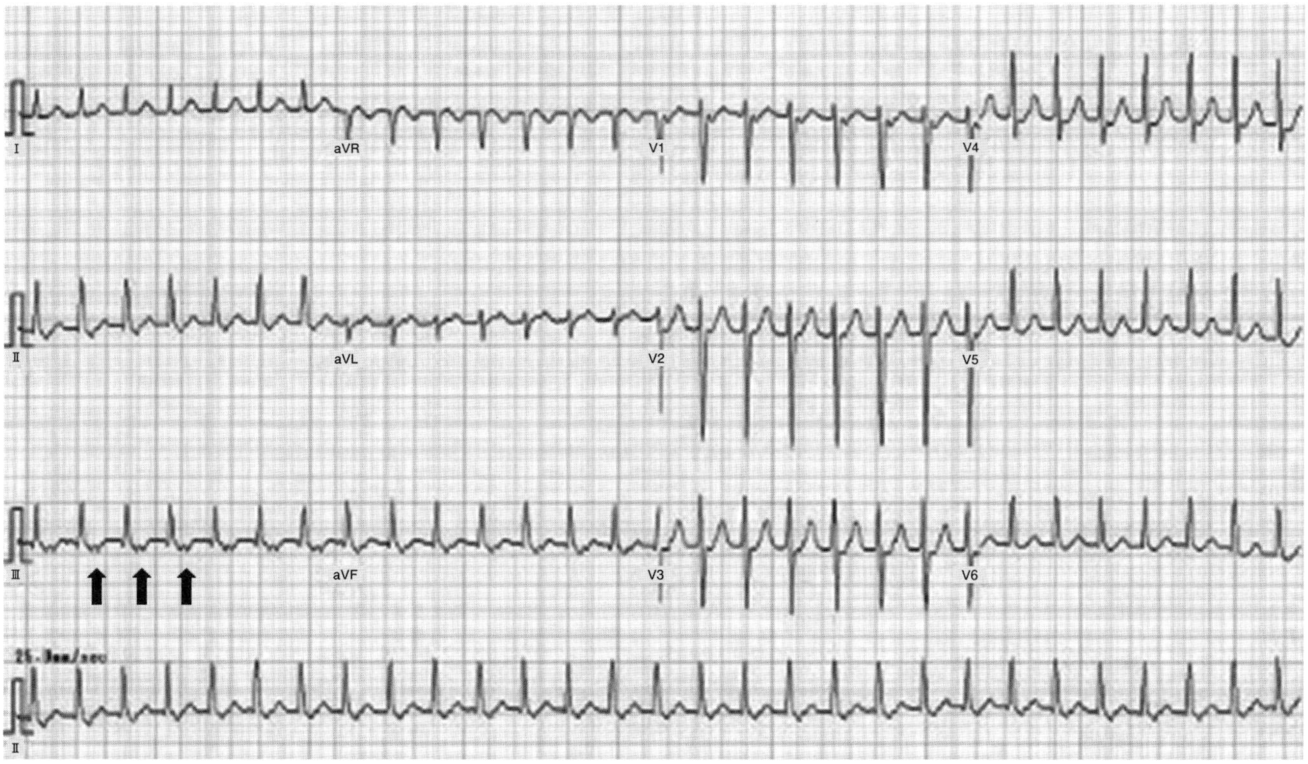

この心電図（SCUNAの記録ではありません）はRR間隔が一定で規則的な発作性上室頻拍（PSVT）です。QRS波は正常波形です。基線をみるとP波ははっきりせず、ギザギザのF波もありません。Ⅲ誘導やaVF誘導をよく見ると、QRS波の後に小さな陰性の波（図中の矢印）があります。これは逆行性P波と呼ばれ、心室の電気信号が心房に伝わるリエントリー回路が存在することを示しています。なお、逆行性P波は見られないことも多いので、これにこだわる必要はありません。心拍数は10cmの中のQRS波を数えて12個でしたので12×15＝180／分と算出しました。

もっと知って欲しい心臓病のココロ

ピンピンコロリのために何ができるか（第5回）

循環器ホットラインって何？

冬の太平洋側は空気が乾燥して火事が多いですね。一旦火事が起こると消防隊は全速力で現場に駆け付け、直ちに消火活動にとりかかります。皆さんの命がけの姿勢には頭が下がります。

さて、急病との闘いも火事と似ていますが、現場から病院まで患者を搬送するのが最も大切な仕事です。前回、急性心筋梗塞の治療では病院内でのDoor to Balloon Timeを短縮することが重要という話をしました。そのためには一刻も早くカテーテル治療ができる病院に連れて行く必要があります。ところが、救急の現場は心臓病の患者だけではありません。年間9,000件ほどの救急車を受け入れている私どもの病院でも、入院を要する循環器疾患は約5%に過ぎません。その中に緊急カテーテル治療の必要がある患者が混ざりこんでいるのです。救急隊の皆さんは現場で適切な判断を求められるので大変です。

とある町の救急隊長のDさん、深夜に“胸が苦しい”というコールを受けて急いで出動しました。初老の男性が胸を押さえて苦しんでいます。状況を把握したDさんは救急車の受話器を取りました。「もしもーし!?」、電話に出たのはE病院の循環器内科の当直医でした。医師はDさんから話を聞くと、すぐに搬送するように返事をしました。男性の病気は急性心筋梗塞で、直ちにカテーテル治療を行うことができました。

Dさんが電話をしたのは“循環器ホットライン”でした。循環器ホットラインは救急隊や他の医療機関から、搬送先の病院の循環器内科医を外線から直接呼び出せるようにしたものです。E病院では専用のPHS回線を用いて当番の循環器内科医が24時間365日対応できる体制を取っていました。これにより、院内外で循環器疾患の救急が円滑に進められるようになりました。近年、循環器ホットラインを導入する医療施設が増えていて、予定外のピンピンコロリの防止に役立てています。

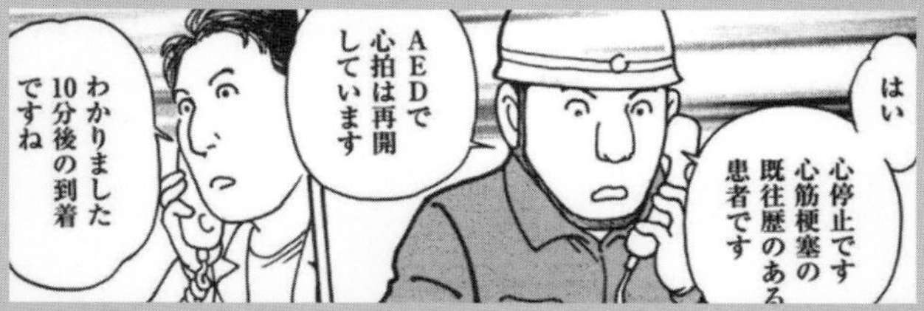

一色高明著「ストーリーでよくわかる心筋梗塞」エクスナレッジ刊より

13

不整脈の心電図(その4)　QRS幅の広い波形

不整脈の診断には通常12誘導全体を見る必要はありません。Ⅱ誘導か V1誘導を見ればほとんどの不整脈は診断できます。しかしそのためには QRS波形に対する知識が不可欠です。ここでは QRS波形の異常について QRS幅を中心に考えてみましょう。

ポイント #1　QRS幅は心室筋全体に電気信号が伝わるまでの時間を反映する

正常の QRS幅（Q波の始まりから S波の終わりまで）は3mm（0.12秒）未満でスリムな形をしています（図1①）。QRS幅は心室収縮時に左右の全ての心室筋に電気信号が伝わるまでの時間を反映するため、伝導に時間がかかると QRS幅が広くなります（図2）。図1②③④は QRS幅が広がった波形の代表的なものを示します。波形は心室内での電気の伝わり方と電極の位置によって変わります。

図1　正常波形と、QRS幅の広がった波形の比較

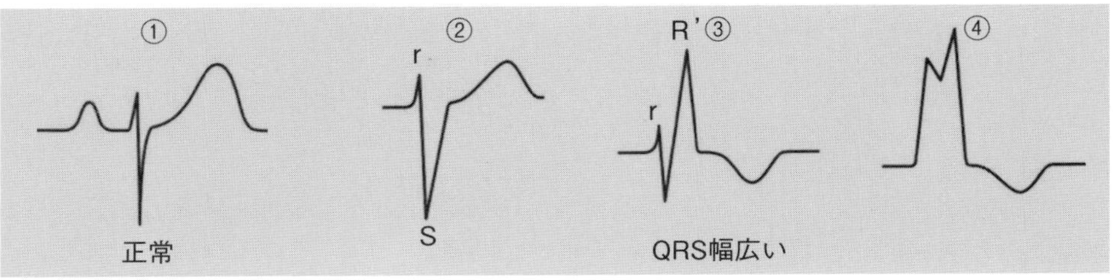

図2　QRS幅が広がる原因

(1) 伝導障害　：電気信号が心室内のどこかで伝わりにくくなった場合
(2) 異所性刺激　：電気信号が洞結節ではなく、心室から発生した場合
(3) 副伝導路　：電気信号が別の回路を通って心室の一部に早く伝えられる場合
(4) ペースメーカー：心室電極を通じて電気刺激が行われる場合

ポイント #2　基本波形が幅広のQRS波形の場合はまず脚ブロックを考える

洞調律で心電図の基本波形と異なる幅の広い QRS波形を見た場合には、まず脚ブロックを考えます（図2-(1)）。“脚”は房室結節から繋がる電気信号の通り道で、心室中隔上部で右脚と左脚に分岐します。脚のどこかで電気が伝わりにくくなったものが脚ブロックで、完全に途切れると QRS幅が広くなります。なお、脚ブロックのみでは脈は不整になりません。

ポイント #3　右脚ブロックはV1でrSR’波形を示す

右脚ブロックでは V1誘導で特徴的な上向きの rSR’ 波形（図1②）を示します（図3、図4）。これは右室の収縮が遅れていることを反映しています。右脚ブロックは通常病的意味はありません。

図3

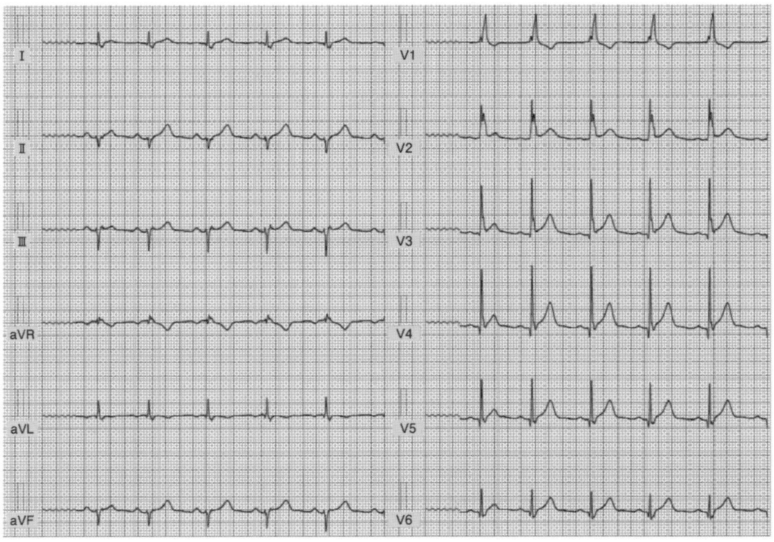

P波があり洞調律です。V1の波形から完全右脚ブロックと診断できます。

図4

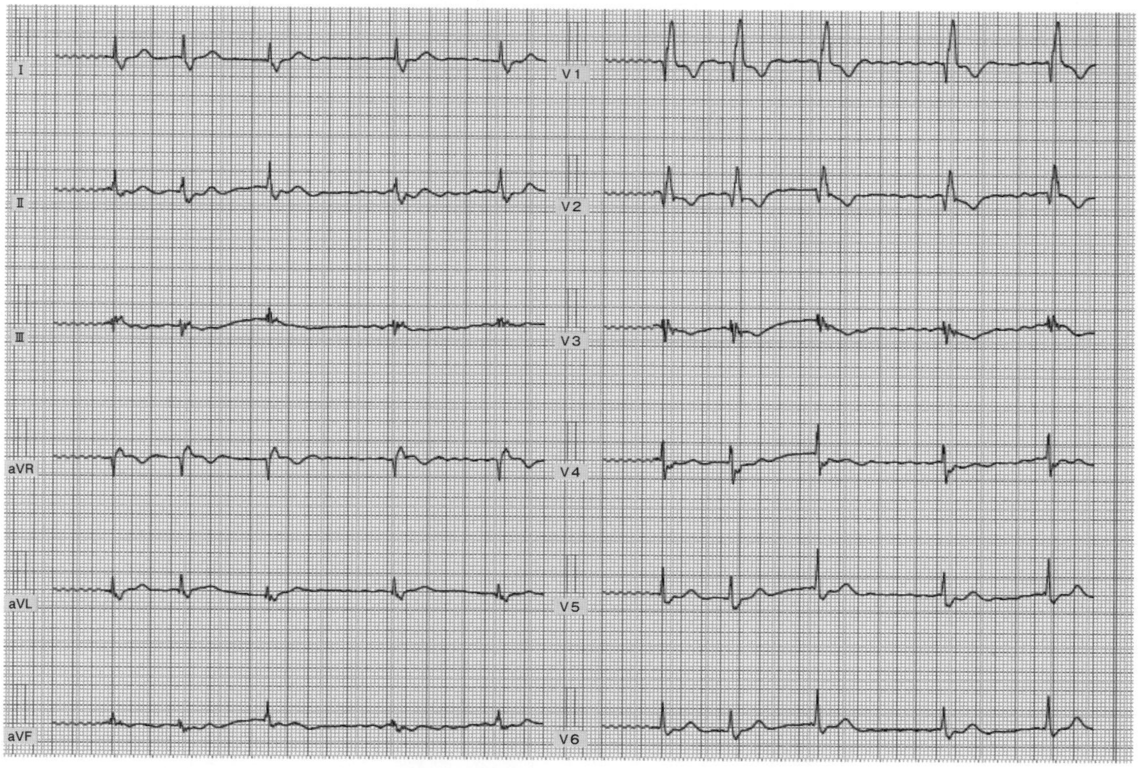

P波がなくRR間隔がバラバラなので調律は心房細動です。V1波形は右脚ブロックを示しています。このように調律と波形は分けて読影する必要があります。

ポイント #4 左脚ブロックはV1の深いS波とV6のST下降を伴う上向きのR波が特徴

図5

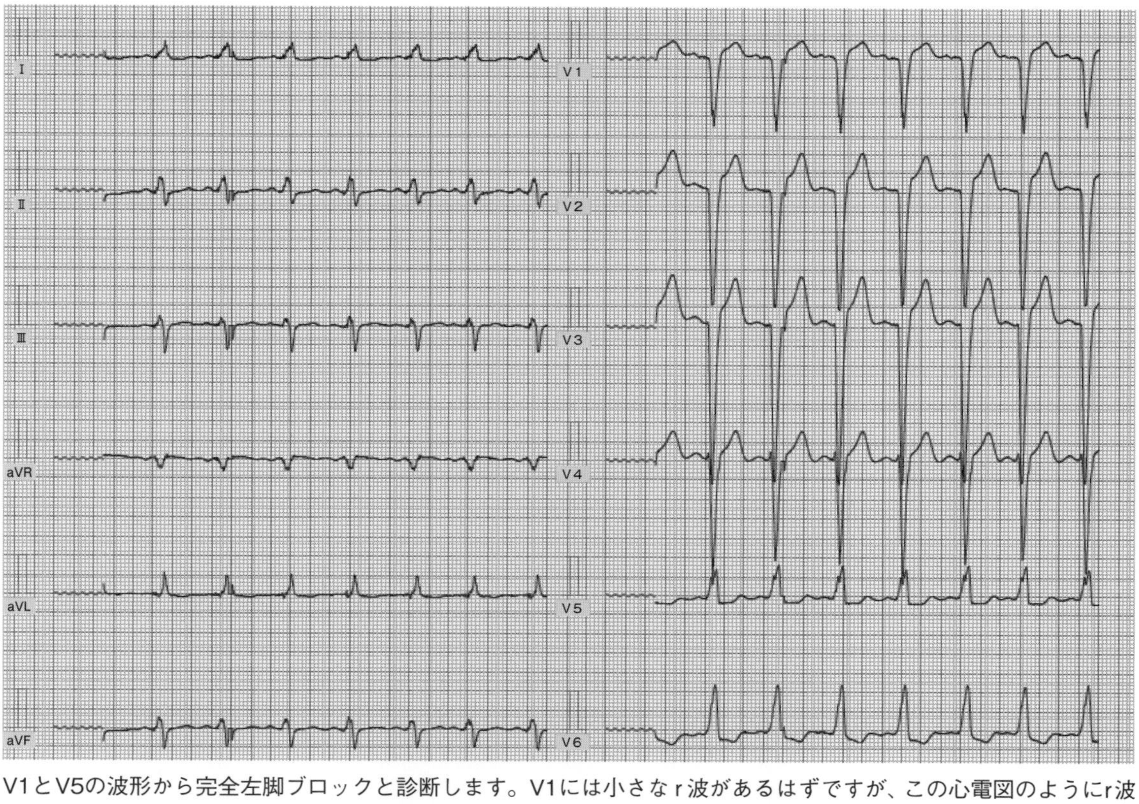

V1とV5の波形から完全左脚ブロックと診断します。V1には小さなr波があるはずですが、この心電図のようにr波がなく異常Q波と間違うような波形を示すこともあります。V5やV6のR波の頂点にギザギザがある形（図1④）も左脚ブロックに特徴的です。

14 不整脈の心電図（その5） QRS幅と期外収縮の診断

心筋収縮を促す電気信号が洞結節以外の場所から出るものを異所性刺激と呼んでいます。異所性刺激のうち最も単純かつ最も多いのが期外収縮です。“脈が飛ぶ”とか“胸がどきんとする”などの症状のほとんどは期外収縮によるものです。期外収縮の診断には34ページで解説したQRS幅の知識が必要です。

ポイント #1 期外収縮では予定されたQRS波よりも早く心室が収縮する

洞結節からの電気信号が伝わる前に別の場所から出た信号が来ると、心室はそれに反応してしまい、本来のタイミングよりも早く収縮します。これを期外収縮と呼びます。心電図ではその心拍の時にRR間隔が短くなります。

ポイント #2 P波がなく、波形が異なりQRS幅が広いときは心室性期外収縮

心室から異所性刺激が出ると刺激伝導系を通らずに心室筋に信号が伝わっていくため、QRS幅が広くなります。心房から信号が来ないためQRS波の前にP波はなく、QRS波形も全く異なったものとなります（図1①、図2）。これが心室性期外収縮です。

ポイント #3 P波があり、QRS波が基本波形と同じときは上室性期外収縮

心房から異所性刺激が発生するときは、刺激伝導系を通って信号が心室に伝わるため、基本波形が同じになります（例外がありますがここでは省きます）。これが上室性（心房性）期外収縮です（図1②、図3）。なお、P波については形が微妙に違うことや、直前のT波に隠れてしまうことがあります。

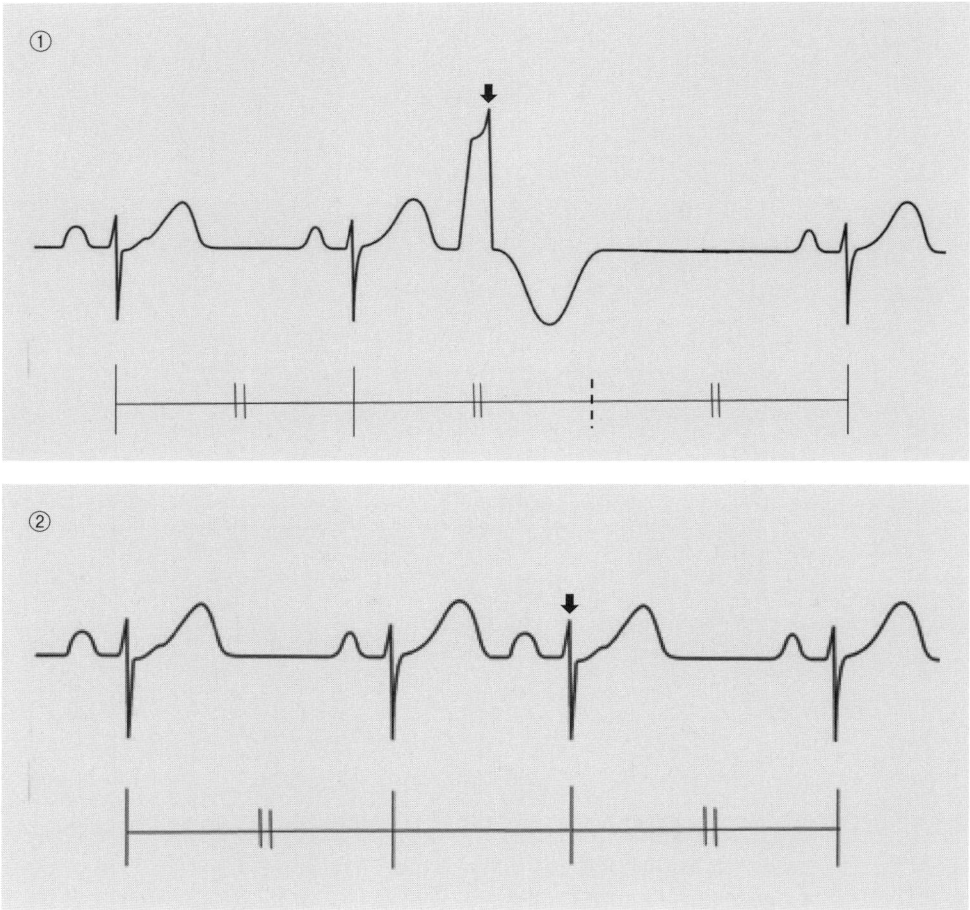

図1 期外収縮の模式図。①②ともに3つ目のQRS波（矢印）が予定の時期よりも早く出現しています。①の波形はP波がなくQRS幅が広く正常と異なった形ですので心室性期外収縮と考えられます。なお、心室性期外収縮の後は1心拍分休む（代償性休止期）場合が多く、これが“脈が飛ぶ”症状につながります。②では早く出現しているのが正常と同じ形のP波とQRS波なので、上室性期外収縮と診断します。上室性期外収縮の後には代償性休止期はなく、通常のRR間隔で続きます。

図2　心室性期外収縮の SCUNA心電図

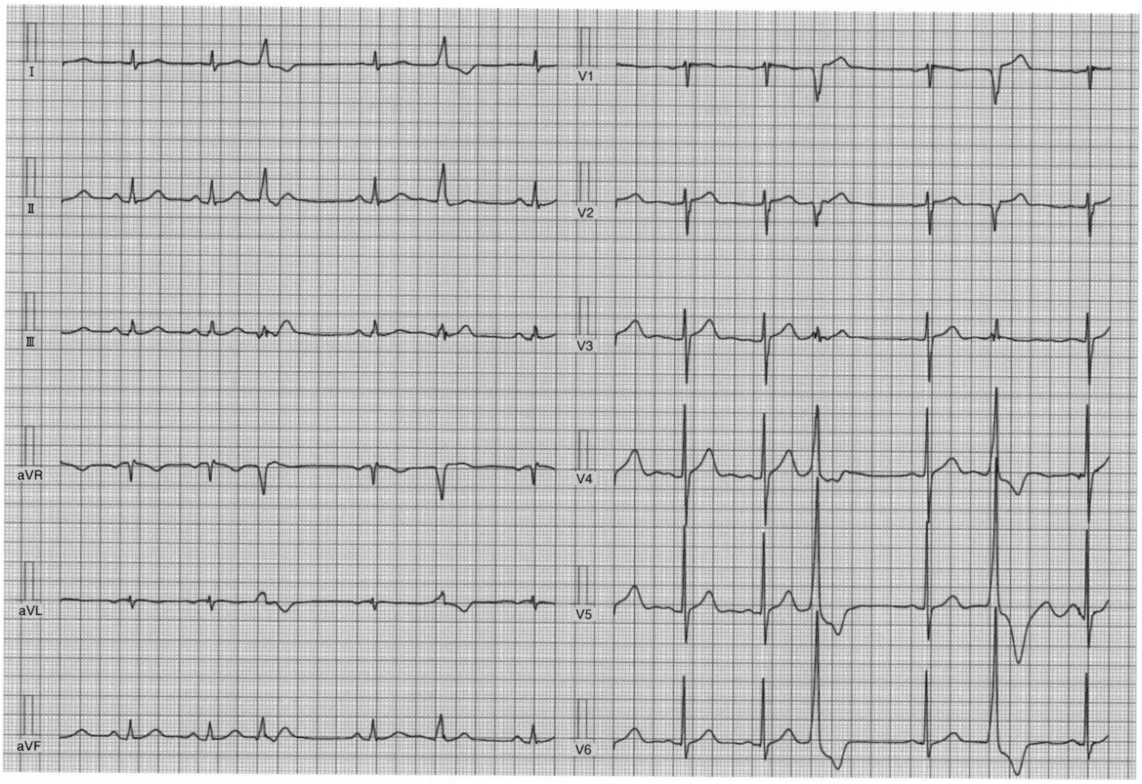

3心拍目と5心拍目に早く出現して波形が異なる QRS波があります。P波はありません。

図3　上室性期外収縮の SCUNA心電図

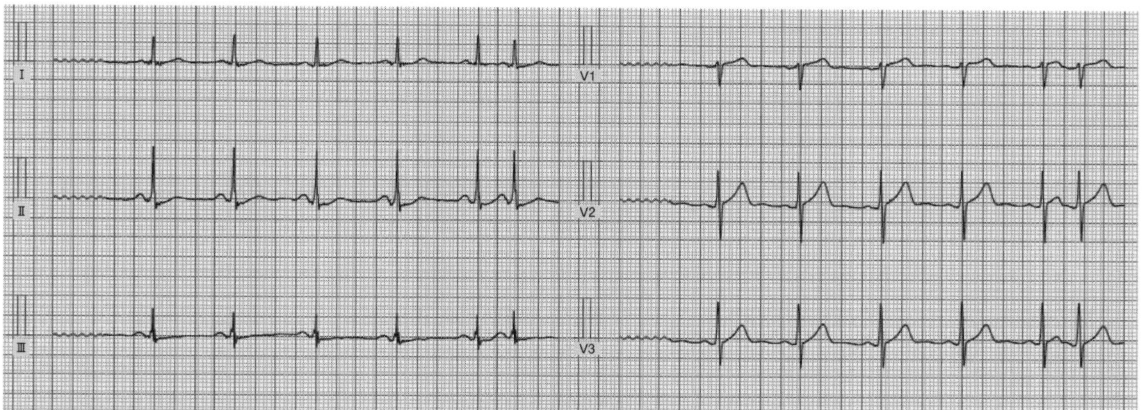

6心拍目の QRS波は予定よりも早く出現していますが、波形は同じ形です。よく見ると P波は前の T波と重なっていますが分かりますか。

15 不整脈の心電図（その6） QRS幅の広い頻拍症の診断：心室頻拍

前項の異所性刺激に続き、QRS幅が広い頻拍症の心電図を見ていきます。心室からの異所性刺激は心室性期外収縮になると説明しました。この心室期外収縮が連続して起こるものを心室頻拍と呼んでいます。心室頻拍は発作性上室頻拍と異なり、血行動態が不安定になりやすいだけでなく、心室細動に移行して急変のリスクがあるので、動悸を訴える患者さんの救急現場では重要な不整脈です。

ポイント #1 RR間隔がほぼ一定で幅の広いQRS波が3連発以上連続すると心室頻拍

QRS波の前にP波がなく幅の広いQRS波が規則的に連続する場合には心室頻拍を疑います。心室頻拍の心拍数は120／分～250／分と症例によって差があり、頻拍になるほど血行動態に影響が出やすく要注意です。心室頻拍が30秒以上続くものを持続性心室頻拍、30秒未満のものを非持続性と分類します。原因として最も多いのは心筋虚血によるものですが、心筋疾患や特発性のものもあります。いずれにしても、急いで循環器専門施設に搬送しましょう（図1）。

図1　持続性心室頻拍の12誘導心電図

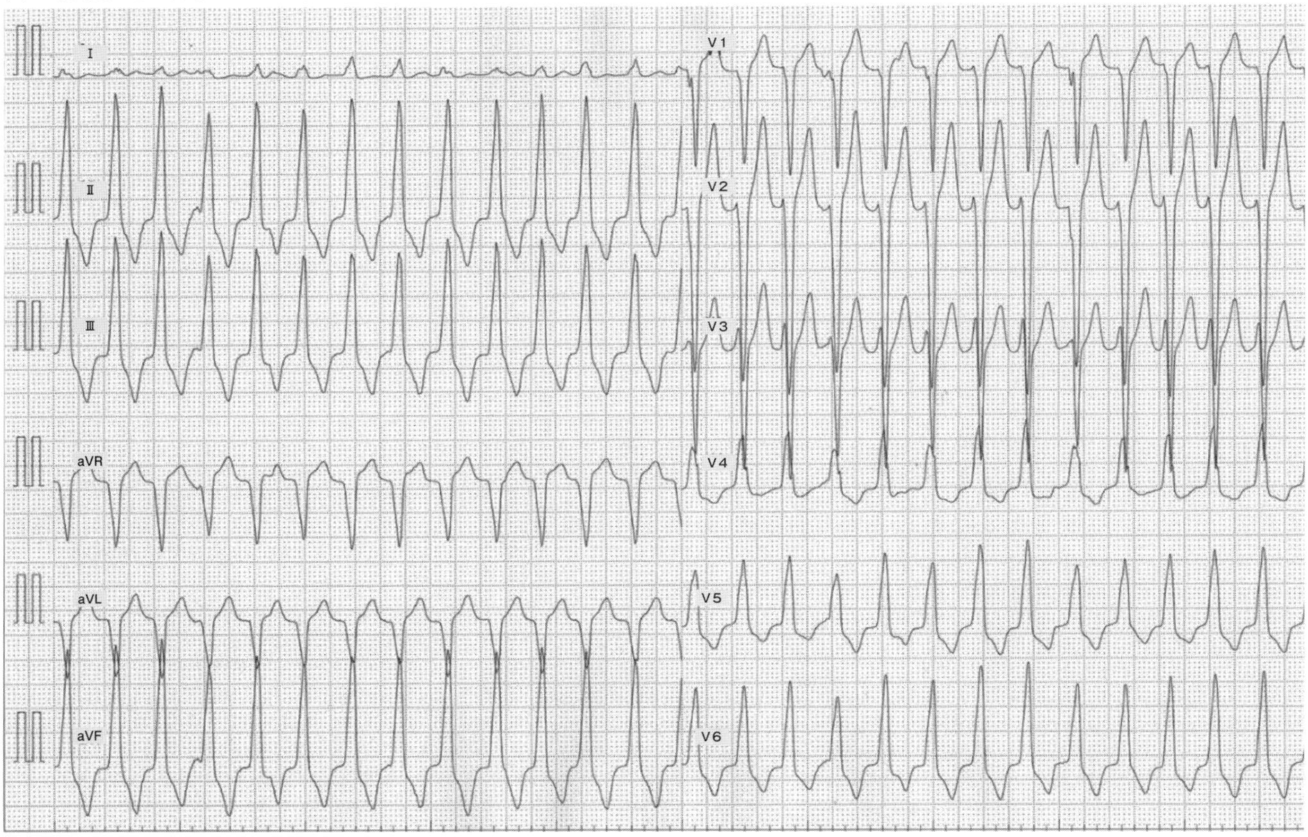

心拍数が約160／分の幅の広いQRS波が規則的に連続しています。典型的な心室頻拍の心電図です。

ポイント #2 幅の広いQRS波の波形が変化しながら連続する特殊な心室頻拍

QRS波の極性が波打つように変わり続ける特殊な心室頻拍があり、Torsades de Pointes（トルサデポア：tDP）型と呼ばれます（図2）。心室細動かと驚きますが、自然に洞調律に戻る場合も少なくありません。抗不整脈薬の副作用でしばしばみられるので、知っておきたい波形です。

図2 Torsades de Pointes型の心室頻拍を示す12誘導心電図

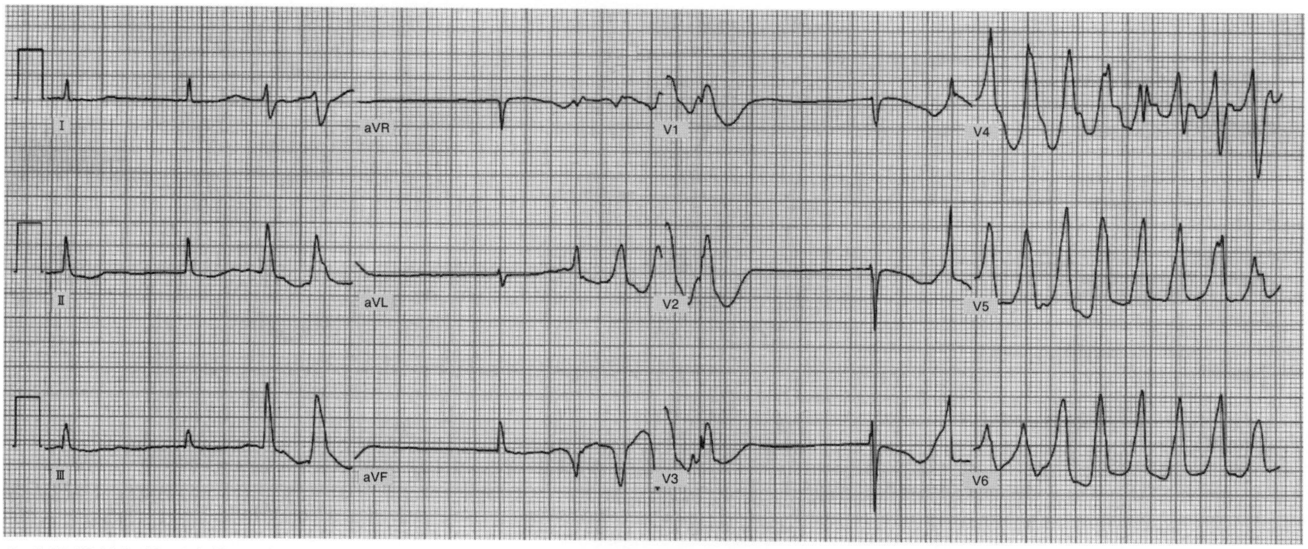

心室性期外収縮が次第に連続するようになり、V4-V6では QRS波の形が波を打つように変化しながら連続していく様子がわかります。急いで専門病院へ搬送しましょう。

ポイント #3 心室頻拍もどきのQRS幅の広い頻拍症は心室頻拍として対応する

RR間隔が一定でない症例や、脚ブロックに心房頻拍が合併した症例など、厳密には心室頻拍でないQRS幅の広い頻拍症もありますが、正確な診断には専門医の鑑別を要するため、救急現場ではすべて心室頻拍として取り扱うことが妥当です。なお、細かい解説はここでは省略します。

図3 偽性心室頻拍の肢誘導心電図

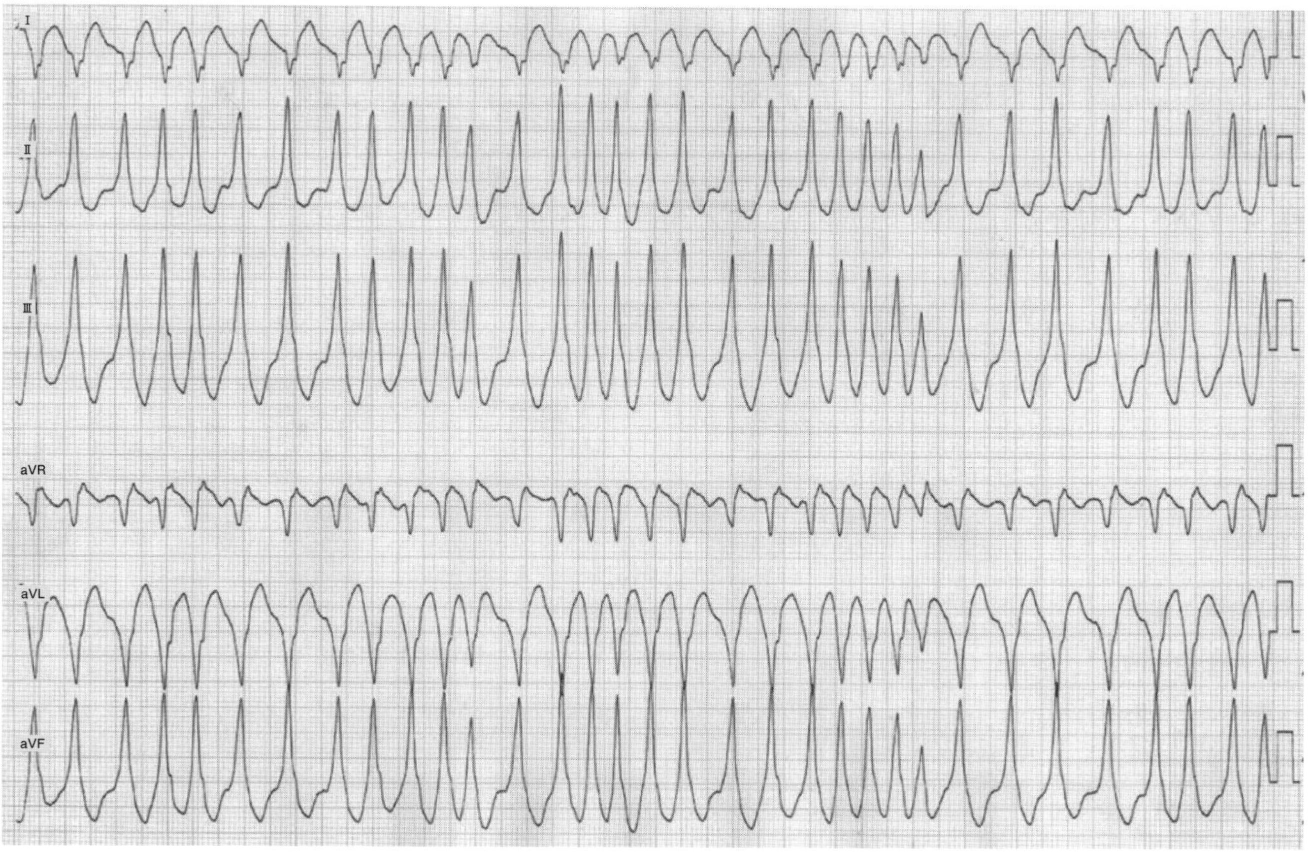

心拍数が約200／分の幅が広い QRS波が連続しています。一見すると心室頻拍に見えますが、RR間隔がバラバラなので心室頻拍ではなく、この不整脈の本態は頻脈性心房細動です。偽性心室頻拍は WPW症候群に発生すると心室細動に移行しやすいため、救急対応を必要とする不整脈です。

16 不整脈の心電図（その7）徐脈とその原因① 洞結節の機能異常

ここからは徐脈を見ていきましょう。徐脈は心拍数が50／分より少なくなったものです。心臓の収縮する回数が一定数以下に減少すると、心拍出量が少なくなるため、めまいや立ちくらみ、失神などの症状を引き起こします。徐脈のメカニズムは洞結節から出る電気信号とそれが伝わる過程での障害によるものですが、ここでは細かい説明は省略します。徐脈の種類を表に示しますので参考にしてください。徐脈の心電図のポイントはP波です。

表 徐脈の種類

脈は規則的で遅い	・洞徐脈
	・洞機能の低下
	・完全房室ブロック
脈は規則的でない	・洞停止
	・洞房ブロック
	・房室ブロック（Ⅱ度）

ポイント #1 洞調律で脈が遅いが規則的：洞徐脈

徐脈の診断には12誘導を見る必要はありません。P波が見えやすいⅡ誘導かV1誘導に注目します。洞徐脈は心電図ではP波とQRS波の関係に異常はなく、脈が遅いだけに見えます（図1）。徐脈は50／分未満（RR間隔＞3cm）と定義されますが、洞徐脈は単に遅いだけでは必ずしも異常とは限らず、50／分前後の健常人はよく見かけますし、マラソンランナーでは心拍数40／分程度のことも稀ではありません。β遮断薬を内服中の患者にもよく見られます。ただ、極端な徐脈や心臓に何らかの異常がある人では体調不良や心不全の原因となります。

図1 洞徐脈の心電図

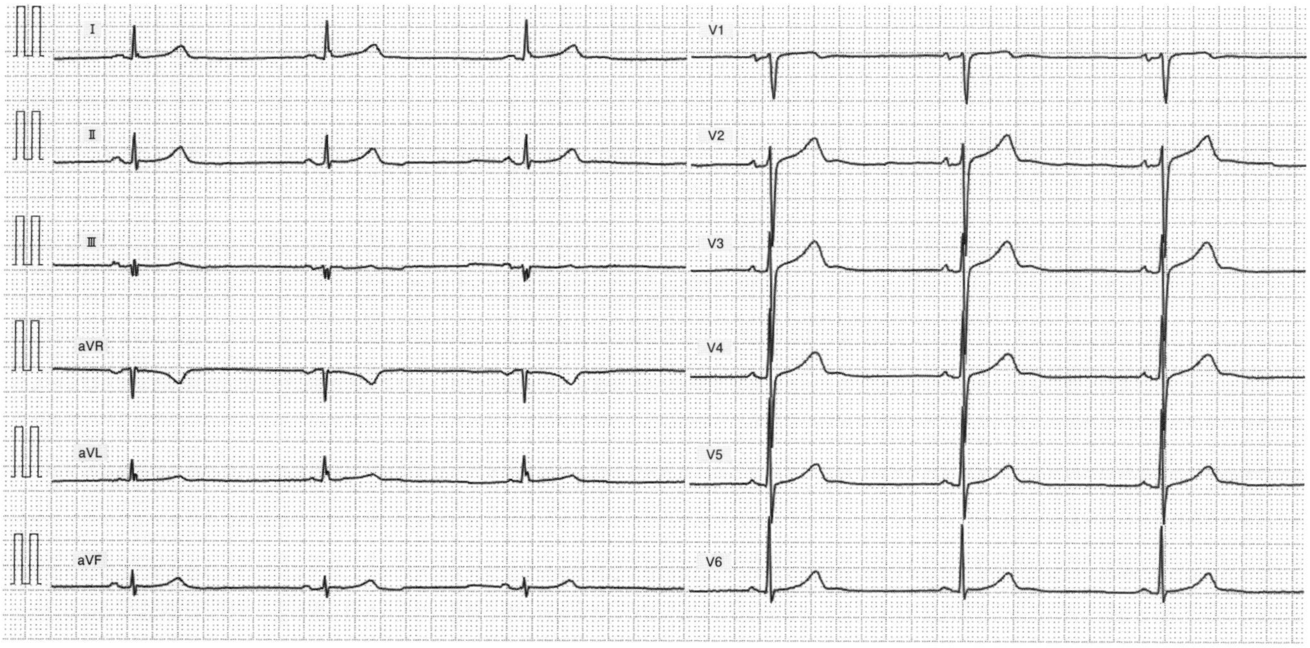

PQRSの形は正常ですが、P波の頻度が遅いために心拍数は38／分（RR間隔39mm／1,500=38）の徐脈を呈しています。めまいや息切れなどの症状がないかどうかを確認しましょう。

ポイント #2　P波がなく脈が遅くなったり抜けたりする：洞機能不全症候群

洞結節の機能の異常によって洞結節からの電気信号が出にくくなると、ときおりP波が抜け落ちたり、数秒間出なくなって（洞停止）心収縮がなくなり（心静止）、めまいや失神の原因となります。このような異常を洞機能不全症候群と呼んでいます。

図2　高カリウム血症による一過性洞機能不全の心電図

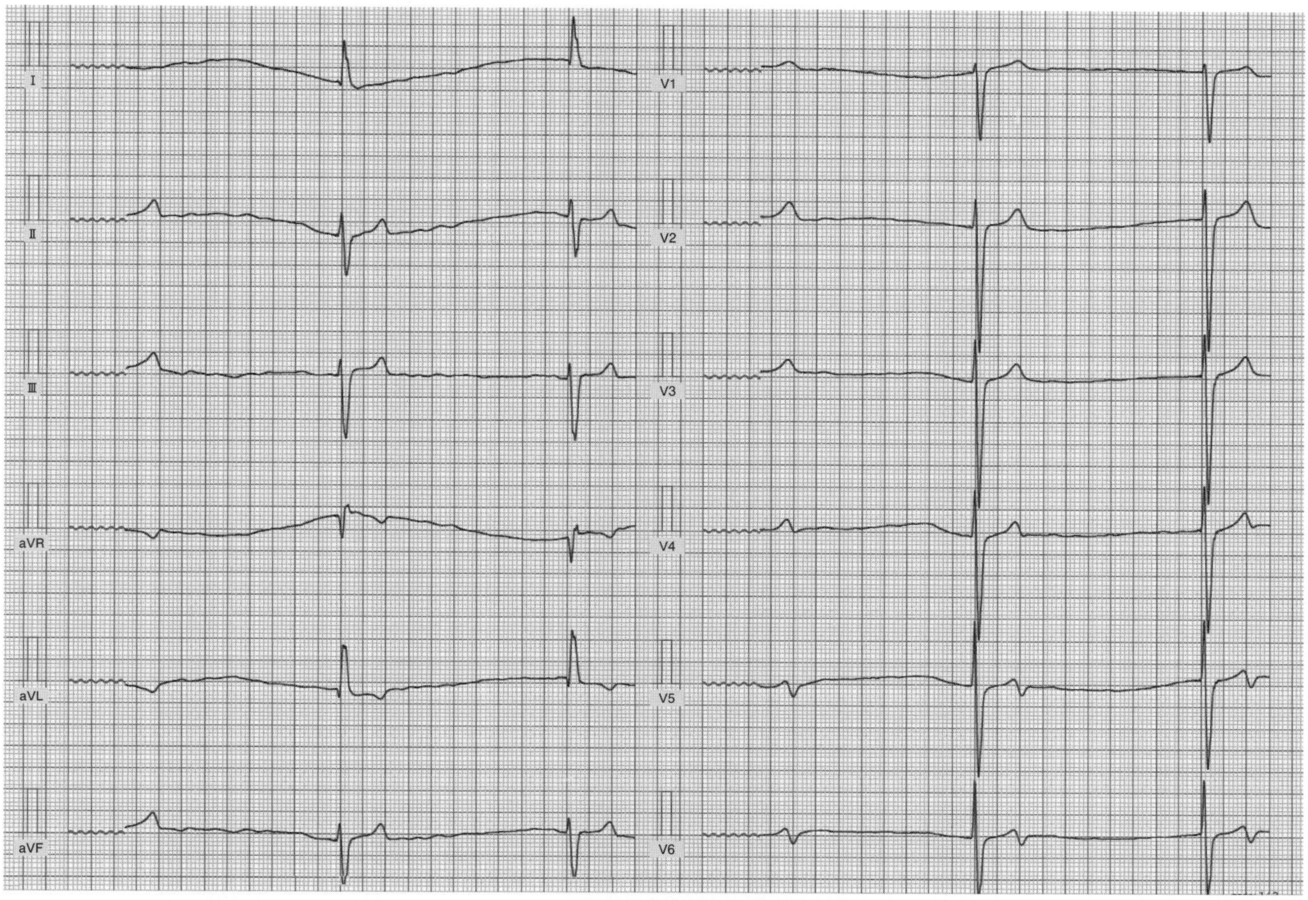

救急対応した高齢患者のSCUNA画像です。心拍数は29／分と高度の徐脈で脈は規則的ですが、P波がなく洞徐脈ではありません。病院収容後、血清Kが7.2mEq／Lで高カリウム血症による一過性の洞機能不全と考えられました。カリウムの補正により正常洞調律に回復しています。

ポイント #3　頻脈性不整脈のあとに見られるP波のない心静止：頻脈徐脈症候群

心房細動や上室頻拍の頻脈発作の直後に数秒間の洞停止をみることがあり頻脈徐脈症候群と呼ばれています。頻脈徐脈症候群は洞機能不全症候群の一種で、多くの場合永久ペースメーカー植込みが行われます。

なお、徐脈の診断にはⅡ誘導やV1誘導だけで問題ありませんが、12誘導心電図を記録した場合は、ほかに合併する何らかの異常波形がないかを確認する習慣をつけましょう。

図3　頻脈徐脈症候群による心静止のモニター画像記録

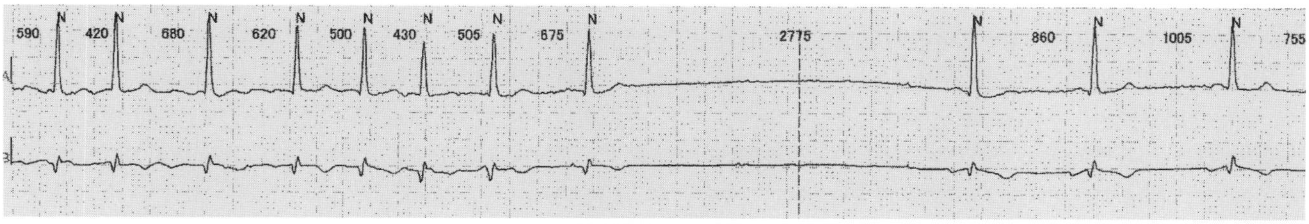

典型的な頻脈徐脈症候群の記録です。前半に見られる心房細動（RR間隔がバラバラです）から洞調律に戻るときに約4.5秒間の心静止を認めます。この間P波がなく、洞結節からの電気信号がみられない洞機能不全の状態です。

17 不整脈の心電図(その8) 徐脈とその原因② 房室伝導の異常#1

房室伝導の異常を見ていきます。洞結節からでた電気信号は心房を収縮させた後、房室結節からプルキンエ線維を通って心室筋に伝えられて心室が収縮します。房室結節およびその末梢の障害は房室ブロックの原因となります。洞機能の異常と異なり、房室ブロックの心電図では通常P波の異常はみられないので、P波とQRS波の関係を把握することが読影の秘訣です。房室ブロックは大きく3つに分類されます(表)。それぞれ見ていきましょう。

表

Ⅰ度房室ブロック	房室伝導に余計な時間を要するもの
Ⅱ度房室ブロック	一過性に房室伝導が途切れるもの
Ⅲ度(完全)房室ブロック	完全に房室伝導が途切れているもの

ポイント #1 Ⅰ度房室ブロックはPR時間>0.22秒で診断する

房室伝導の時間はPR時間に反映され、0.22秒(5.5mm)を超えたものはPR時間の延長と判断します(図1)。これをⅠ度房室ブロックと呼んでいます。Ⅰ度房室ブロックは身体的な異常を示さず治療の対象となりません。

図1 Ⅰ度房室ブロックの心電図

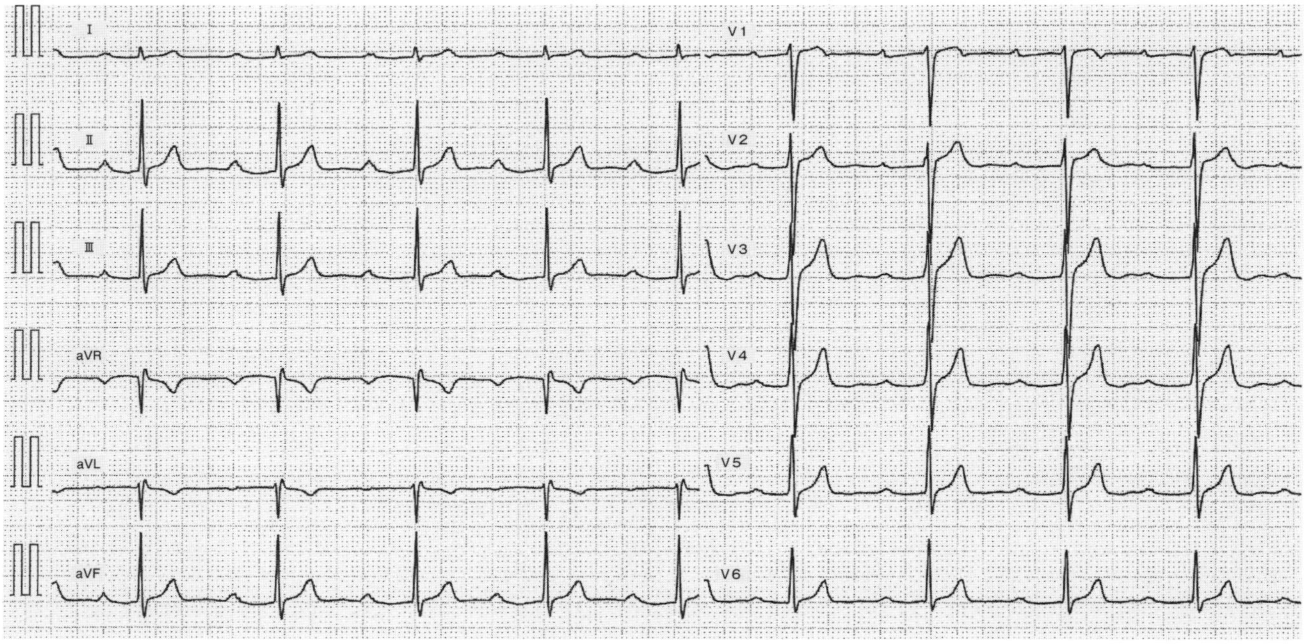

PR時間が0.40秒と延長している以外は、洞調律で不整はなく、波形の異常もありません。

ポイント #2 Ⅱ度房室ブロックではP波のあとにQRS波がないものが混ざる

房室伝導が時々途切れるのがⅡ度の房室ブロックです。これを反映して心電図ではP波のあとにQRS波がみられず、"脈が飛ぶ"形を示します。Ⅱ度の房室ブロックには2種類あります。その一つはWenkebach(ウェンケバッハ)型で、房室伝導にかかる時間が次第に伸びてゆき、最後に途切れてしまうタイプです。心電図ではPR間隔が次第に伸びて行くこと(図2)を確認します。なお、Wenckebach型の房室ブロックの緊急性は低く、治療はせずに経過観察することが一般的です。

Ⅰ度およびWenckebach型のⅡ度の房室ブロックは救急搬送の対象にはなりませんが、房室ブロックの程度に応じた心電図変化を理解するために、診断できるようにしておきましょう。

図2 Wenkebach型Ⅱ度房室ブロックの心電図

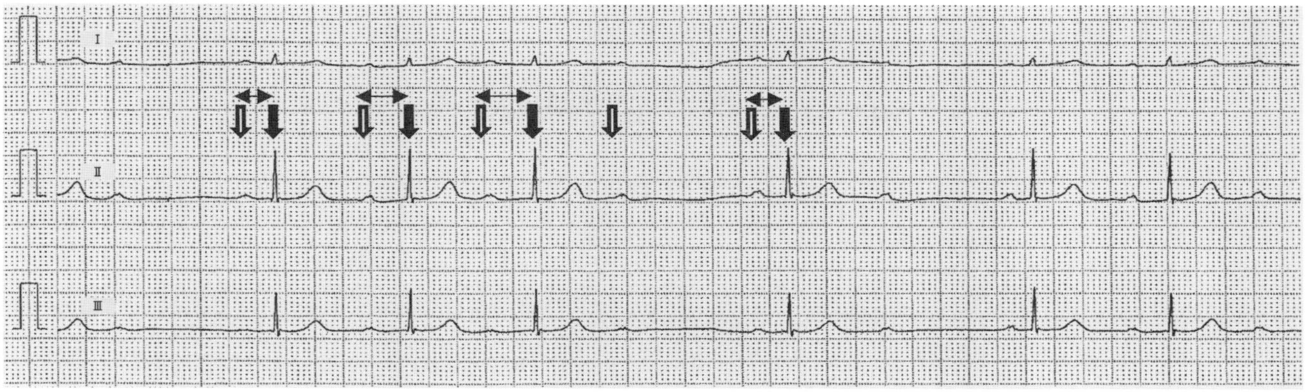

この心電図ではP波の後にQRS波が抜けることが繰り返されています。PR時間を見ると、0.24秒、0.32秒、0.40秒と伸びて途切れ（矢印）、その後の心拍ではPR時間が戻っていることが分かります。

もっと知って欲しい心臓病のココロ

ピンピンコロリのために何ができるか（第6回）

循環器ホットラインを生かす！

33ページのコラムで循環器ホットラインについてご紹介しました。ホットラインという言葉は、かつてアメリカ合衆国とソビエト連邦が対立し、核戦争の危機が高まっていた時に、両国の首脳の間で直通回線が作られたことに由来しています。国際間での通信手段が限られていた50年以上も昔のことで、当時大きな話題となりました。どのような環境でも、当事者同士が直接話すことが最も早く問題解決に結びつくことは共通しており、循環器ホットラインもその例に漏れません。

さて、私共の施設では地元の救急隊の協力を得て、インターネット回線によるクラウド方式の心電図伝送システムを、循環器ホットラインと連携させる試みを行っています。

救急隊員のEさん、夜の10時過ぎに救急要請があり、胸部圧迫感を訴える85歳の男性の自宅に急行しました。男性の様子からはそれほど苦しそうに見えません。しかし、Eさんは心電図をとる必要があると判断し、胸に電極を貼り、循環器ホットラインに電話をして、「怪しい胸部症状がある患者さんの心電図を送ります。アクセス番号は＊＊です」と伝えました。「確認しますので、ちょっと待ってください。——あー、この心電図は典型的な急性心筋梗塞です」との返事があり、直ちに治療可能な病院に搬送することができました。

高齢者の心筋梗塞は症状が軽く、診断に時間がかかることも稀ではありません。現場での正確な診断は救急隊の活動を助けるだけでなく、病院での事前の受け入れ準備にも大きく役立ちます。この伝送システムは過疎地での運用に大きな力を発揮することから、今後の発展が期待されています。

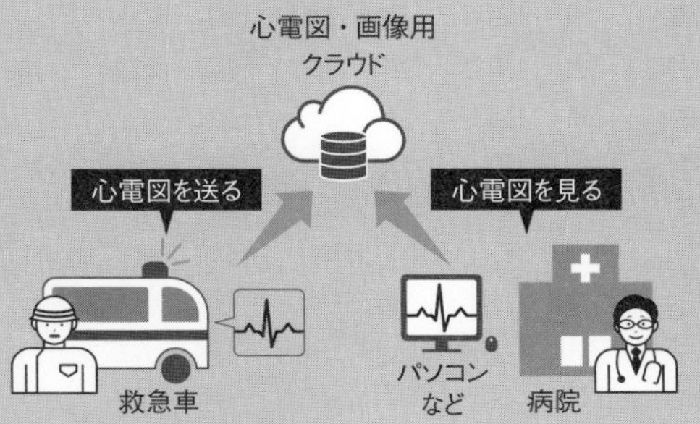

18 不整脈の心電図（その9） 徐脈とその原因② 房室伝導の異常#2

房室ブロックの続きです。前項と異なり今回の心電図所見は救急対応を必要とする場合がありますので、しっかりと読影できるようにしましょう。

ポイント #1 MobitzⅡ型房室ブロックではPR間隔が延びずにQRS波が抜ける

Ⅱ度の房室ブロックの２つ目はMobitz（モビッツ）Ⅱ型で、PR間隔の延長を伴うことなしに突然QRS波が抜けるタイプです（図１）。MobitzⅡ型のブロックは進行すると高度の房室ブロックとなり、数秒間にわたって心収縮が途絶える心拍停止（ポーズ）の原因となることがあります。

図1　MobitzⅡ型Ⅱ度房室ブロックと高度の房室ブロックに伴う心静止の心電図

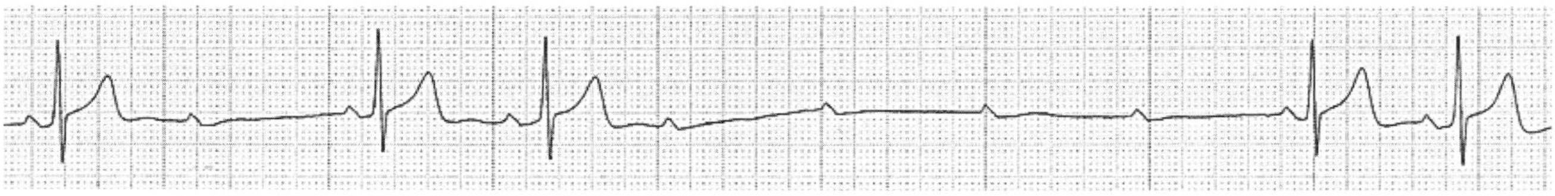

ホルター心電図での記録です。1心拍目のPQRS波のあとのP波にはQRS波が抜け落ちています。1心拍目のPR時間は延びておらず、MobitzⅡ型のパターンです。その2心拍後には約4.7秒の心静止をみとめ、その間はP波だけが4つ続いています。高度のブロックは失神発作（Adams-Stokes発作）を引き起こして事故や大怪我の原因となるため、しばしば緊急にペースメーカー留置が行われます。

ポイント #2 Ⅲ度（完全）房室ブロックではP波とQRS波がそれぞれのリズムを刻む

房室伝導が完全に途切れると、P波とQRS波のつながりがなくなるため、QRS波はP波のリズムと別に独自のゆっくりとしたリズムを示します。読影のコツはPP間隔とRR間隔がそれぞれ一定のことです（図２）。完全房室ブロックは脈拍40／分前後の徐脈になりますが、脈が不整を示さないため心電図で正しく診断しましょう。

図2　完全房室ブロックの心電図

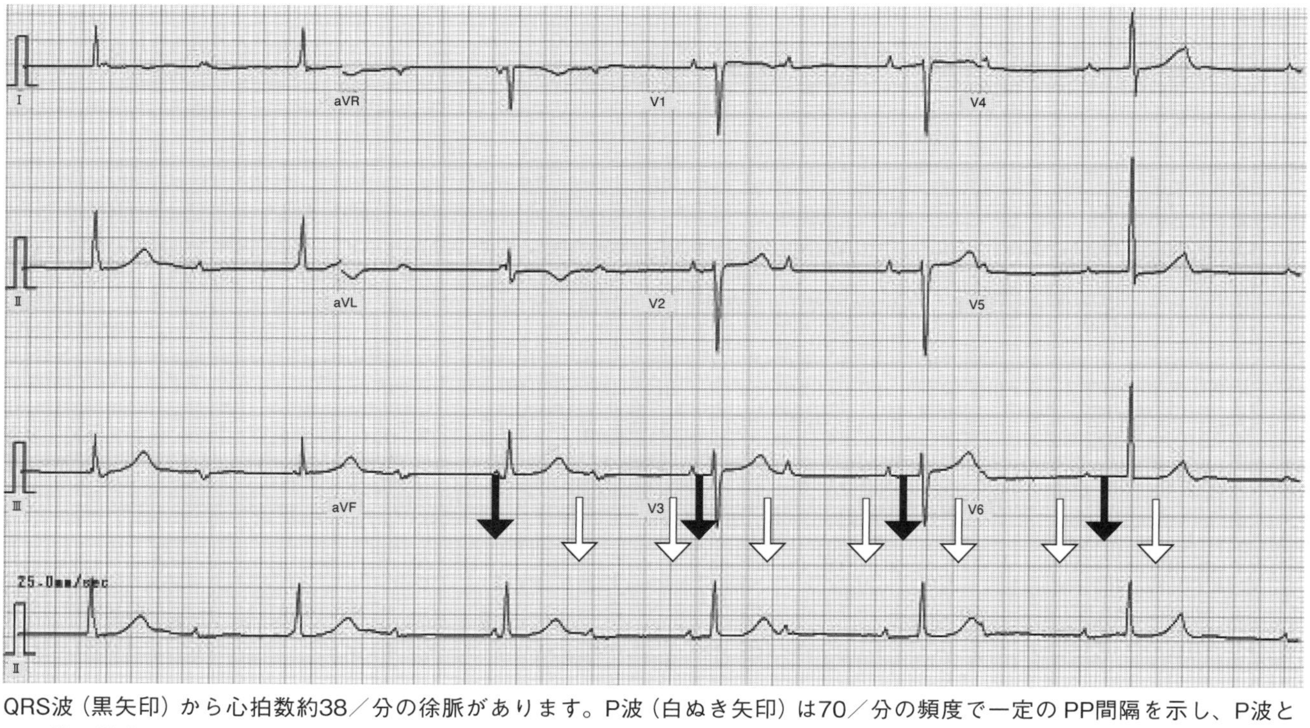

QRS波（黒矢印）から心拍数約38／分の徐脈があります。P波（白ぬき矢印）は70／分の頻度で一定のPP間隔を示し、P波とQRS波は独立していることが分かります。4つ目のPQRS波だけを見ると正常に見えますが、そのように見えるだけですので惑わされないようにしましょう。

もっと知って欲しい心臓病のココロ

ピンピンコロリのために何ができるか(第7回)

退院後こそ生活管理が重要です!

これまで、急性心筋梗塞では“いかに早く病院で治療を受けるか”が生死を分けるというお話をしてきました。しかし、たとえ一回病気にかかったとしても、あきらめてはいけません。ピンピンコロリのために健康的で元気な生活を追求するのなら、退院後の生活管理が重要です。生活が乱れてしまうと、心不全を引き起こし、あるいは病気が再発するリスクが高まるからです。

58歳の若さで心筋梗塞になったFさん、2週間の入院期間を経て退院し、職場復帰しました。最初の半年はかなり慎重に生活していたFさんですが、責任を負う立場もあって、次第に無理をせざるを得なくなり、接待で夜が遅くなることも増えて、きっぱり止めたはずのタバコにも手を出してしまいました。カロリーや塩分制限がおろそかになり、大切な薬の内服も時々忘れるようになっていたある晩、夜中に息ができなくなるほどの呼吸困難に襲われて目が覚めました。起き上がって“ぜーぜー”と息をする心不全の状態でした。心臓に負担がかかり耐えられなくなったのです。再び入院したFさんは治療により何とか良くなりましたが、心臓の機能は悪くなったままで、元の仕事に復帰することができなくなってしまいました。しっかり管理していれば元気に仕事が続けられていたはずなのに、もったいない限りです。

近年、治療が大きく進歩していますが、それでも心不全は厄介な病気です。心不全は再発しやすく、再発を繰り返すごとに心臓の機能を低下させます。そして全身の血液循環を減らし、組織の代謝を抑制して、衰弱へと向かわせるのです。ピンピンコロリとは真逆の方向に向かわないよう、規則正しい日常生活に気を配って心不全を予防しましょう。

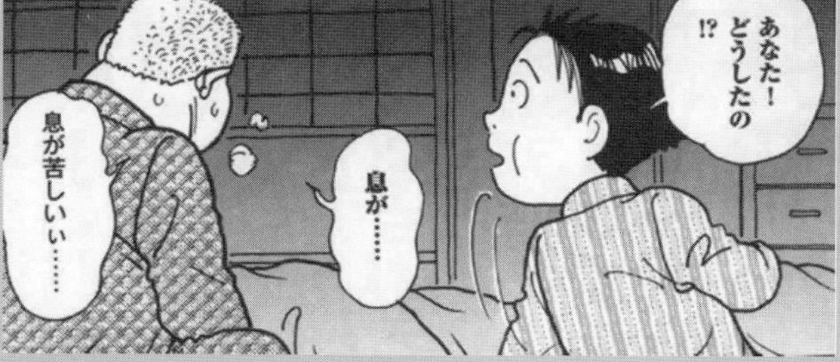

一色高明著「ストーリーでよくわかる心筋梗塞」エクスナレッジ刊より

19 不整脈の心電図（その10） 重症不整脈の原因となる特殊な心電図

心電図波形に特徴がある特殊な心電図について説明します。救急現場に必須なものではないかもしれませんが、いずれも命に係わるような頻脈性不整脈をきたすことがあるので、知っておいて損はないでしょう。起こりうる頻脈性不整脈については32ページと38・39ページの心電図を参照してください。

ポイント #1 QT時間が延びているときは心室頻拍のリスクがある

QT時間はQ波の始まりからT波の終わりまでの時間です。QT時間が延長すると心室頻拍のリスクが高まるため注意が必要です。原因としては先天性の他に抗不整脈薬による薬剤性や低カリウム血症などの電解質異常があります。QT時間の基準値は440msで、正確な評価には心拍数で補正した値を用いますが、パッと見でQT間隔が10mmちょっとであれば正常としておけばよいでしょう。

図1 QT時間が延びている心電図

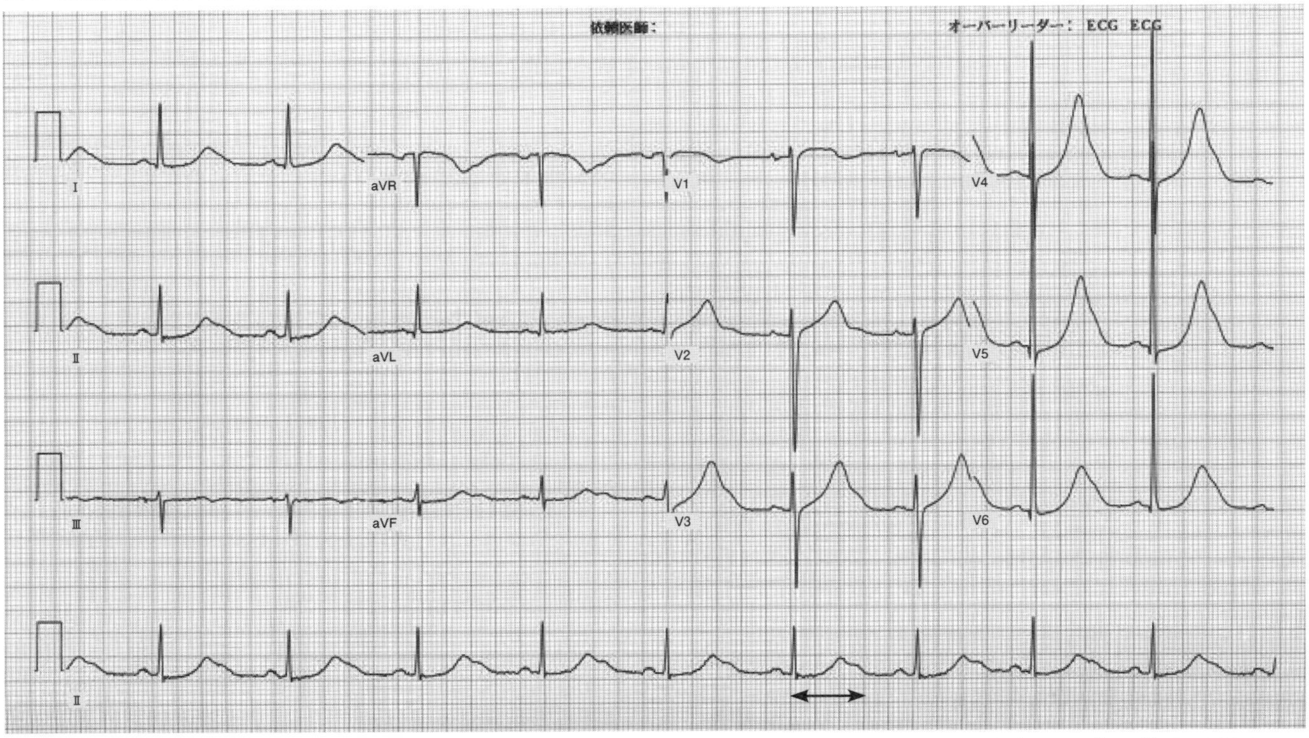

心室頻拍の既往がある患者さんの心電図です。QT間隔は約16mm（矢印）なのでQT時間は0.64秒（640ms）と著明に延長しています。

ポイント #2 QRS波の前半に三角形の部分があるときは頻脈発作に注意

通常心房から心室への電気信号は房室結節を通りますが、側副伝導路と呼ばれる抜け道があると、そこを通った電気信号が少し早めに心室の一部を収縮させてしまうため、QRS波の前半部分に⊿（デルタ）波と呼ばれる三角形の部分が出現します。この所見はWPW症候群と呼ばれ、先天性の異常によるものです。WPW症候群ではしばしばリエントリーによる上室性頻拍を起こしますが、それ以外にも偽性心室頻拍から心停止に至る危険な不整脈をきたすことがあります。

図2 ⊿波のある WPW症候群の心電図

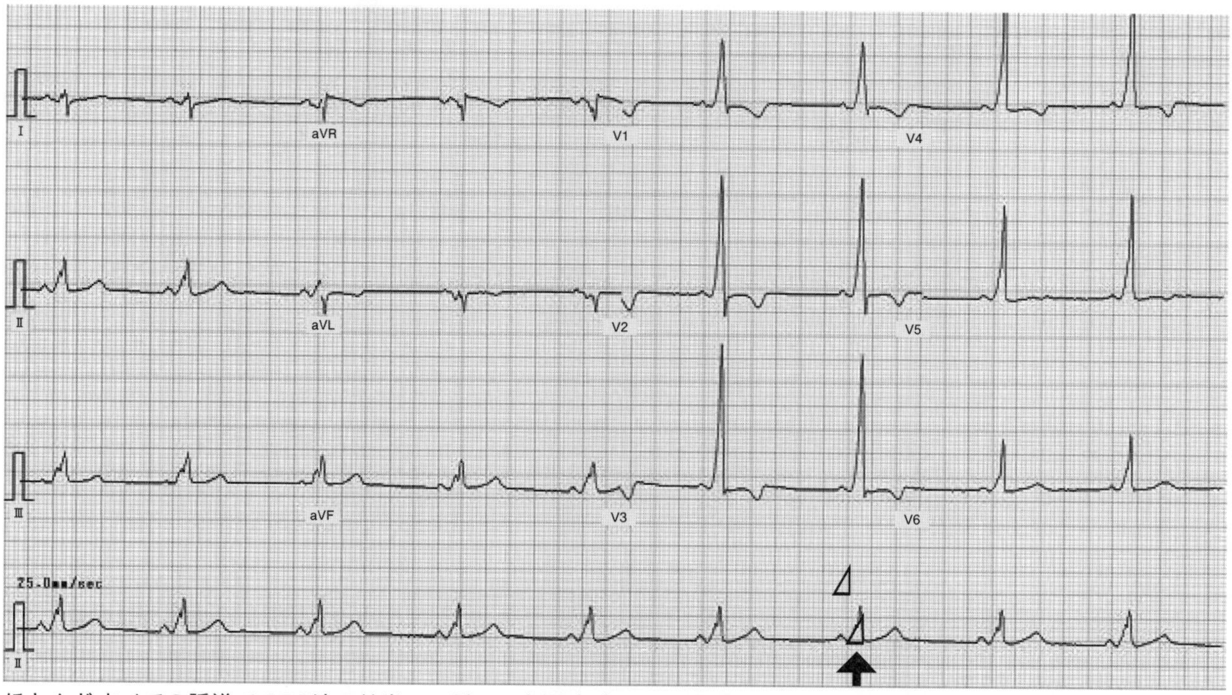

ほとんどすべての誘導で QRS波の前半に⊿型の三角形（➡）をした部分がみられる典型的な WPW症候群の心電図です。PQ時間が2mm（0.08秒）と短いこともWPW症候群の特徴ですので見逃さないようにしましょう。

ポイント #3 右脚ブロック+ST上昇の組み合わせは心室細動に注意

右脚ブロックではV１、V２誘導のQRS波がRSR' 型になりますが、これにST部分の上昇を合併した波形を見ることがあります。この波形の患者さんでは、心室細動の発作をきたして突然死する原因となることがあり、Brugada症候群と呼ばれています。なお、ST上昇にはR' 波のてっぺんから右肩下がりしてくるcoved型と馬の鞍のような形のsaddle-back型の２つのタイプがあります。

図3 典型的な Brugada症候群の心電図

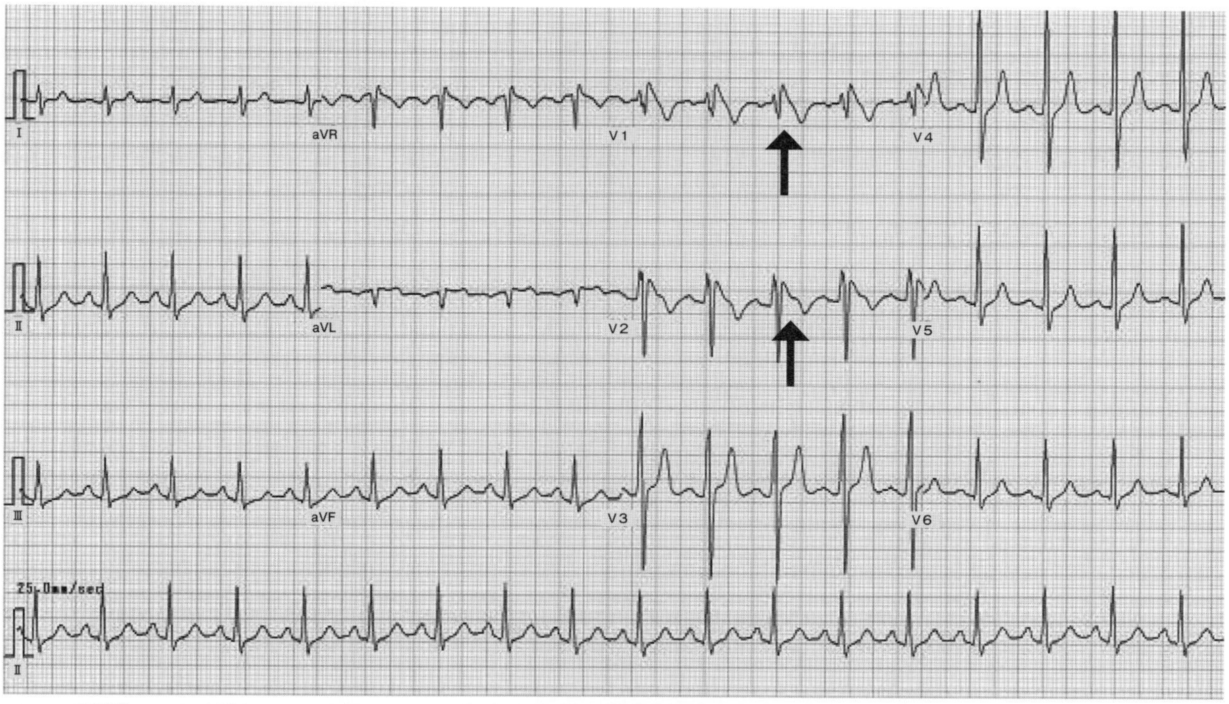

V1、V2誘導に RSR'型と coved型の ST上昇（➡）を認め、典型的な Brugada症候群の心電図です。意識消失発作を合併する場合や蘇生後の場合は ICD（植込み型除細動器）の植込みが行われます。

20 不整脈 確認テスト

不整脈の確認テストです。これまでの講義を確認しながら挑戦してください。問題1～5の心電図診断を書きなさい。

問題 1

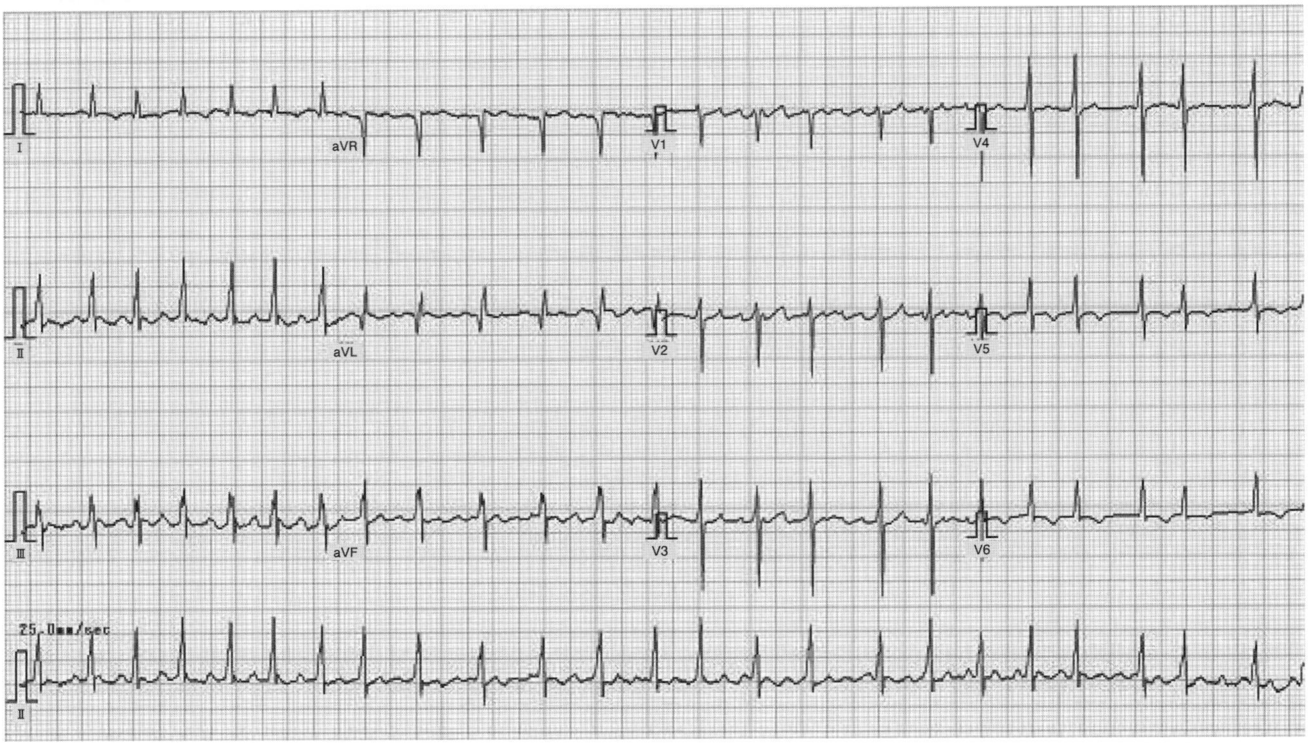

問題 2

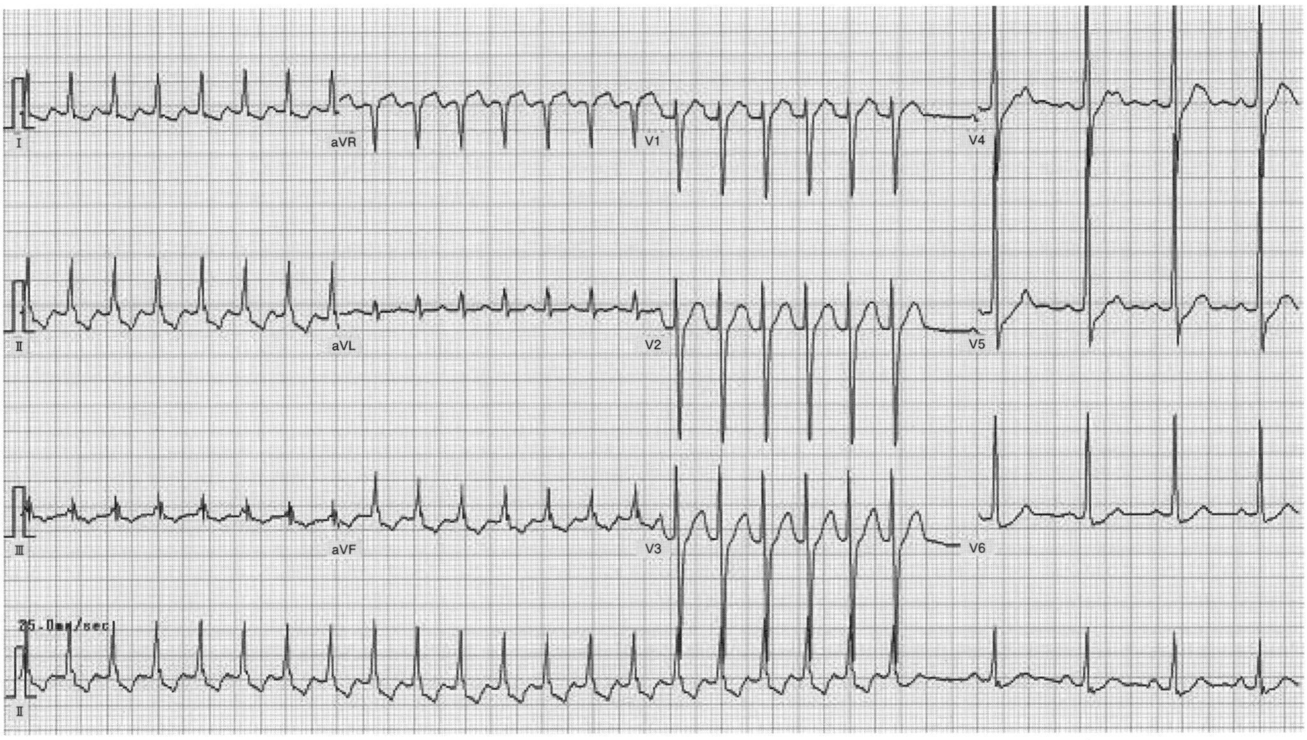

問題 3

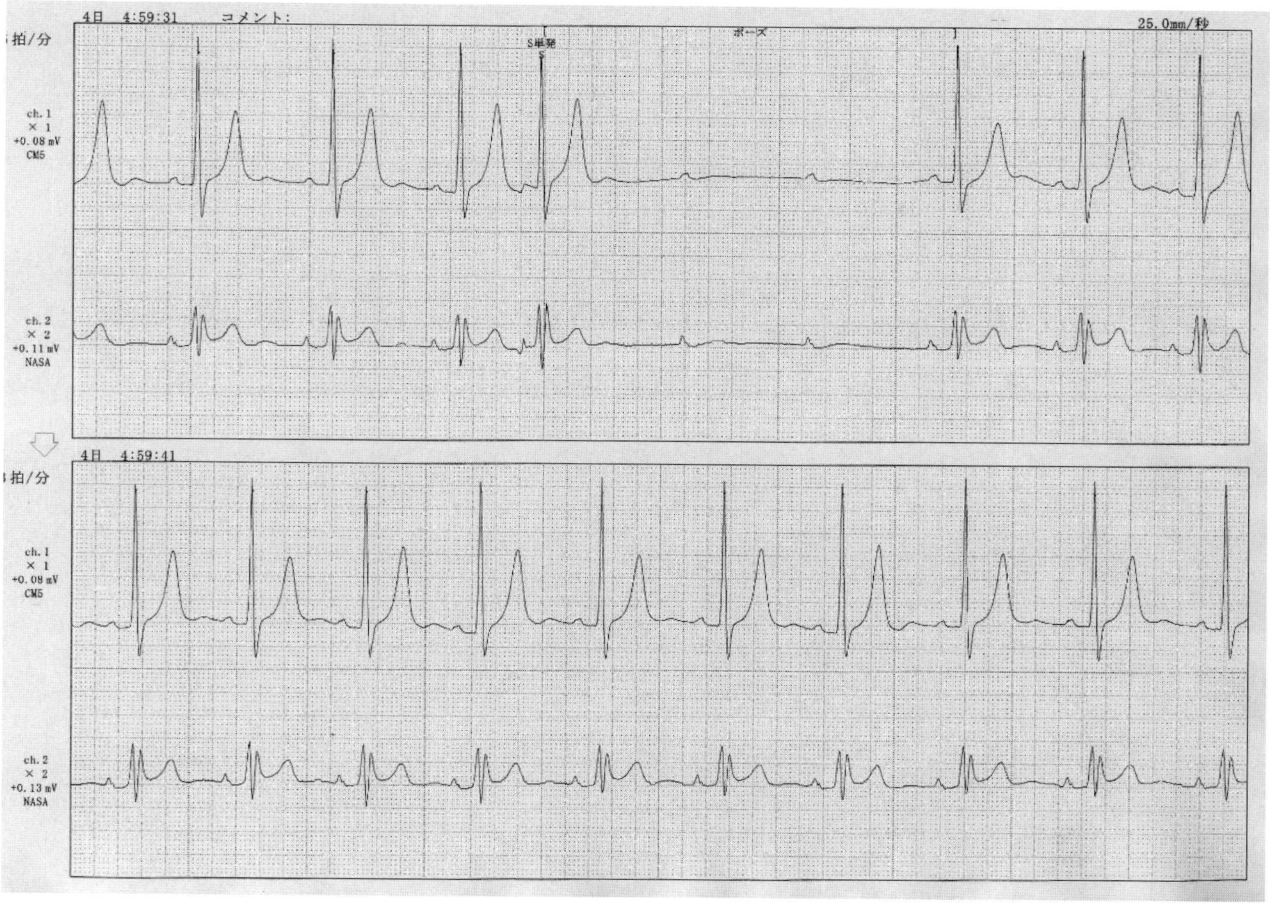
4日　4:59:31　　コメント:
25.0mm/秒
S単発
S
ポーズ
拍/分
ch. 1
× 1
+0.08 mV
CM5
ch. 2
× 2
+0.11 mV
NASA
4日　4:59:41
拍/分
ch. 1
× 1
+0.08 mV
CM5
ch. 2
× 2
+0.13 mV
NASA

問題 4

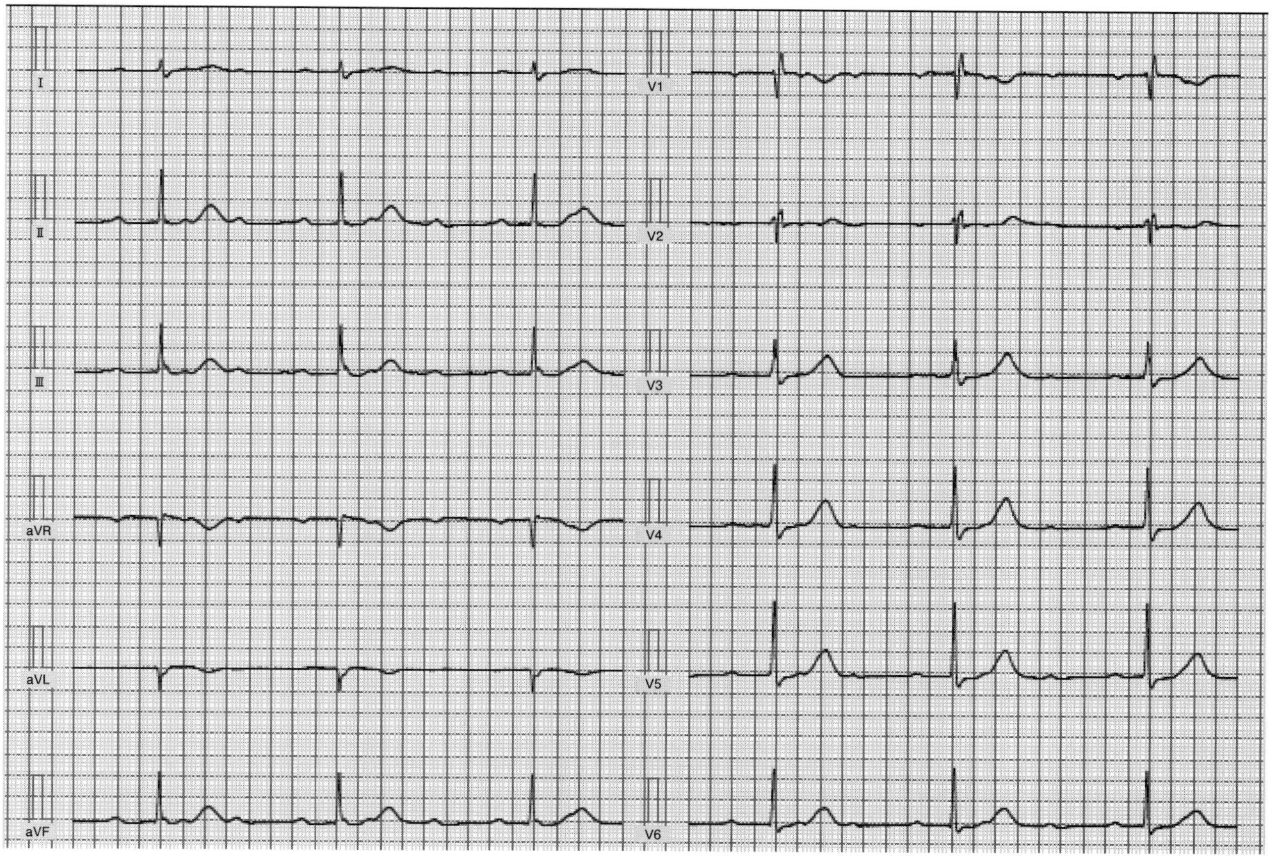
I
II
III
aVR
aVL
aVF
V1
V2
V3
V4
V5
V6

問題 5

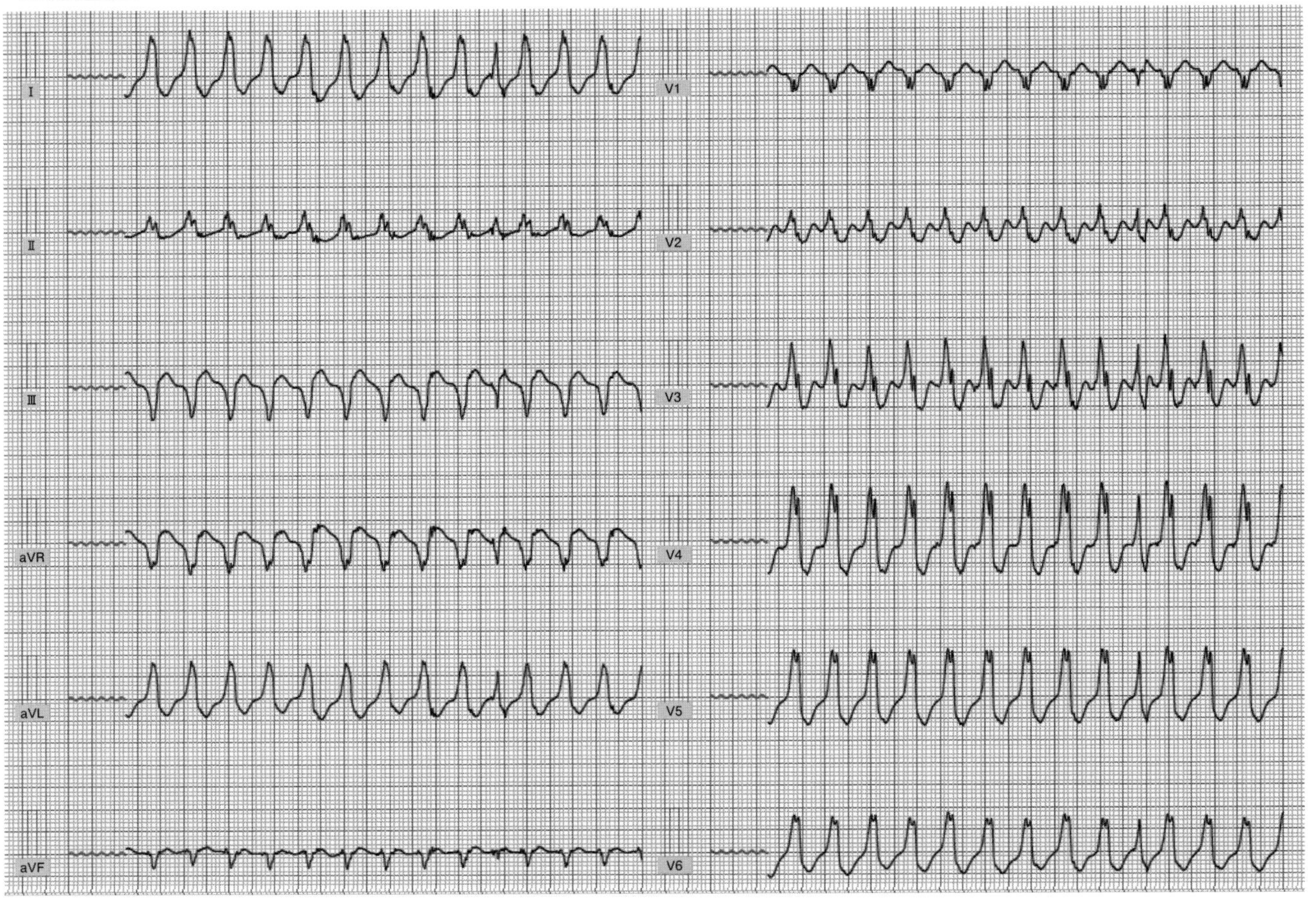

解答と解説

【問題 1】

答：　頻脈性心房細動

解説：P波がなく、よくみると RR間隔が不整です。頻脈性心房細動は動悸の症状が強く、また、しばしば心不全の要因となります。

【問題 2】

答：　発作性上室頻拍

解説：QRS幅が正常の規則的な上室頻拍の発作で、正常洞調律に回復しているところを捉えた心電図です。薬剤投与やカテーテルアブレーションが考慮されますが、生命のリスクが高い不整脈ではありません。

【問題 3】

答：　高度の房室ブロック（Mobotz II型）

解説：上室性期外収縮のあとに3秒半ほどの心拍停止（ポーズ）があります。P波があることから洞機能不全ではなく房室ブロックです。失神の原因となり、ペースメーカー植込みの適応の可能性が高いと判断されます。

【問題 4】

答：　完全房室ブロック

解説：P波と QRS波の関係がバラバラで、完全房室ブロックと診断します。規則正しい脈の徐脈を見たときには P波をよく観察することが重要です。ペースメーカー植込みの適応となる可能性が高いケースです。

【問題 5】

答：　心室頻拍

解説：幅の広い QRS波のほぼ規則的な頻拍で、心室頻拍と診断します。心拍数も約180／分と早く、緊急対応を必要とします。

もっと知って欲しい心臓病のココロ

ピンピンコロリのために何ができるか（第8回）

“ 足は第2の心臓 ”って本当です!

心臓病の初期治療では「急げ急げ」とばかり言ってきましたが、実は病気にかかったあとの管理も大切です。これをおろそかにすると、病気が再発したり心不全になったりして、寿命を縮めてしまうからです。逆に、きちんとした管理ができれば、ピンピンコロリが達成できます。ここからはその方法についてご紹介していきましょう。

さて、“心臓リハビリテーション”という言葉をご存知でしょうか。心臓病の回復期の患者さんに行われる“運動療法を中心とした生活習慣の管理のための総合プログラム”のことで、俗に“心リハ”と呼ばれています。

77歳のGさん、夜中に突然息苦しくなって病院に救急搬送されました。急性心不全の診断で集中治療室に収容され、血圧・心拍のモニターと共に酸素吸入と薬の持続点滴を必要とするほどの状態でしたが、治療により翌日には呼吸は楽になり、一息つくことができました。驚いたことに「体を動かさないでいると寝たきりになってしまいますよ。少しきつくても頑張りましょう」と、その日から心リハが始まりました。

Gさんは、ベッドの上での手足の曲げ伸ばしから始め、翌日には起立歩行、そして1週間後からは心リハ室（写真）でトレーニングを行って体力の向上を図るとともに、生活管理のための講習を受けて元気を取り戻し、予想よりも早期に退院することができました。

昔と異なり、“心臓病はじっと安静”という時代ではありません。適度の運動は、心肺機能を高め、全身の血液循環を改善し、新陳代謝を活性化させます。心リハを積極的に行った患者さんのほうが長生きすることから、運動療法は“すべての薬物療法に勝る”とさえ言われています。まさに足は第2の心臓なのです。皆さんも日常生活の中に運動を取り入れて、ピンピンコロリの実現に努めましょう。

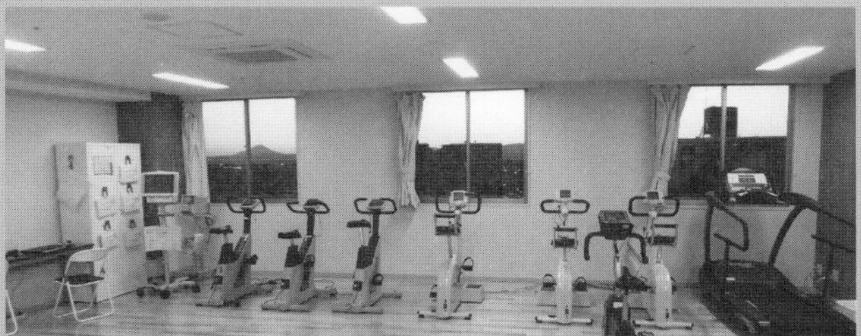

はるかに富士山を望む上尾中央総合病院の心臓リハビリテーション室

Part 2

救急現場からの
12誘導心電図解説

1 失神で救急要請した高齢男性の心電図

心電図伝送システムの運用を開始してから、"搬送後の経過を確認したい"という現場からの声が多く寄せられたため、私どもはすべての伝送例についてフィードバックを行っています。Part 2ではこれをイメージして、救急現場の心電図を呈示してから、搬送後の最終診断と経過を解説します。

症例

85歳の男性。独居の父親から体調が悪いとの電話があり、数分後に駆けつけると床に倒れていてほとんど意識がなく、家人が救急要請。救急隊到着時は朦朧状態で、脈拍30／分と高度の徐脈を認め、血圧70／37mmHgと低下していた。図1に伝送された心電図を示す。

図1 伝送された心電図 Case1

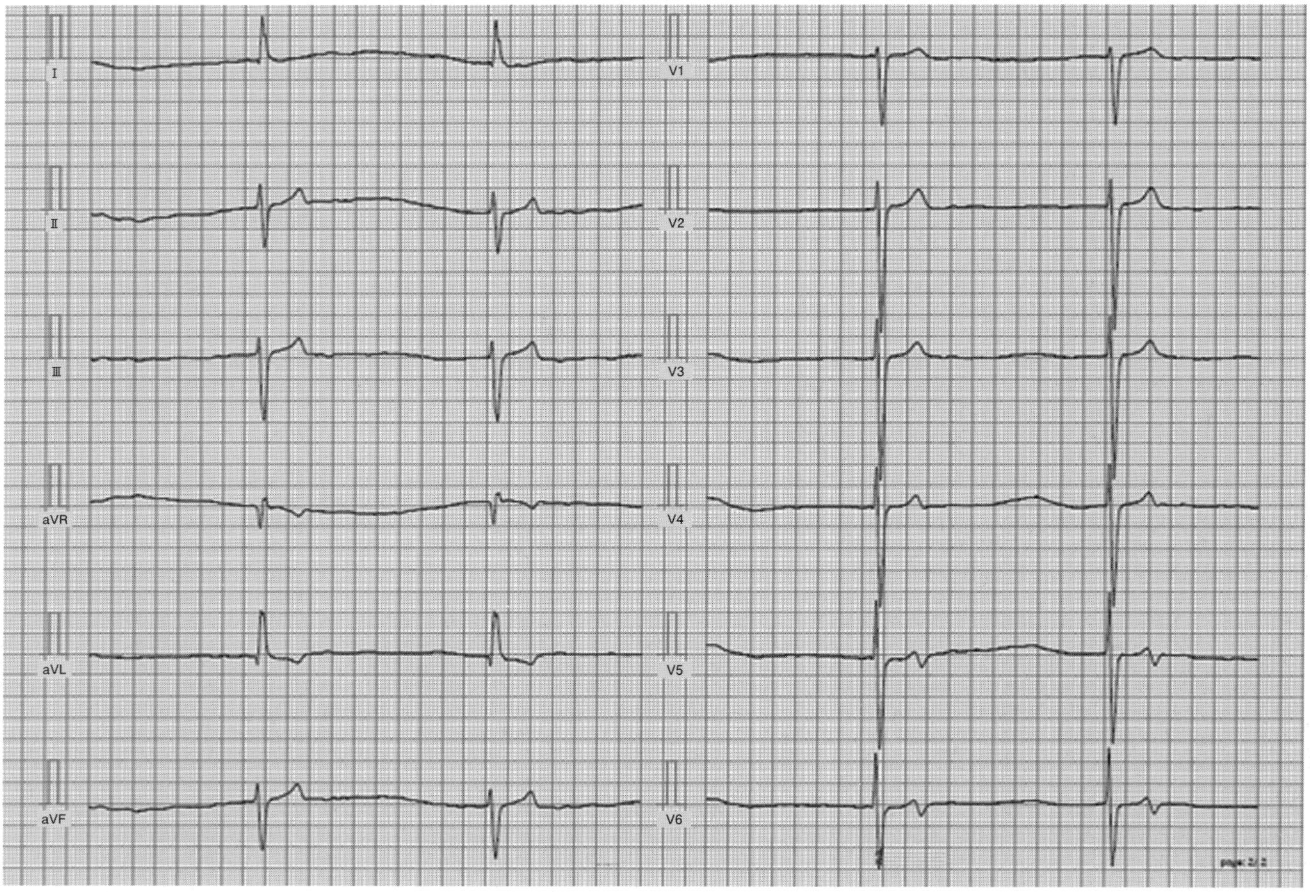

P波がなく基線は平坦、QRS幅は正常で29／分の徐脈を呈している。以上より、洞停止、房室接合部調律と診断。

搬送後の経過

ただちに体外式ペースメーカーを挿入。血液検査で血清Kが7.3mEq／Lと著明な高カリウム血症あり、これを補正するとともに全身管理を行った。これにより当日中に意識は回復し、翌日には血清Kは5.5mEq／Lと正常化。それとともに脈拍は70／分に回復した（図2）。高カリウム血症の原因は近医から処方された抗炎症薬による薬剤性の急性腎障害と判明。患者は10日後に独歩退院となった。

図2　入院翌日の心電図

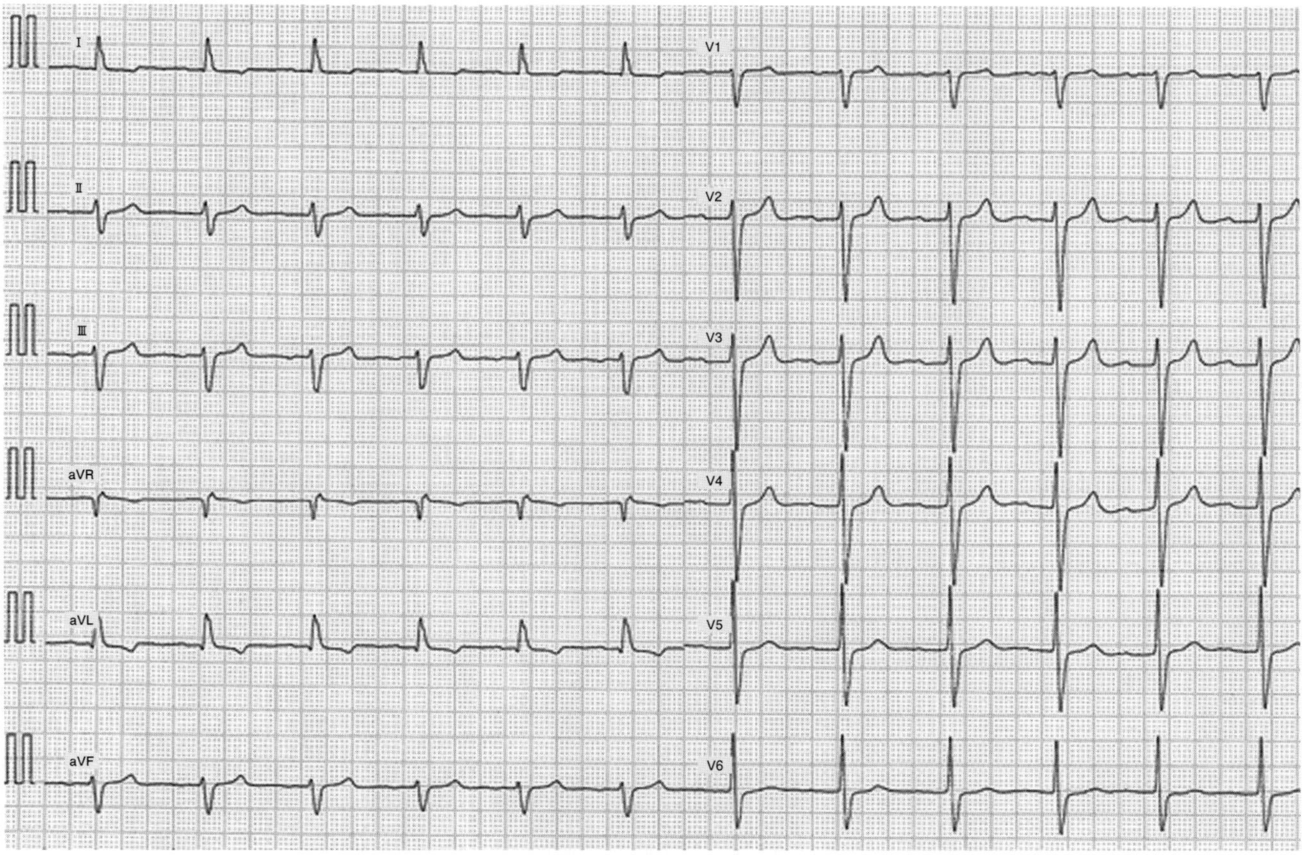

わずかにPR時間が延長しているが正常洞調律でQRS波形は図1とほぼ一致している。

解説

高カリウム血症ではT波の尖鋭化が典型的とされますが、進行するとPR時間の延長やP波の消失、さらにサインカーブ状QRS波、心室細動、心停止などが出現します。一刻も早くK値を補正することが重要であり、通常はこれのみで回復します。なお、本例のような洞停止の心電図は抗不整脈薬の副作用としても出現することがあります。

2 胸痛で救急要請した高齢男性の心電図①

ここからはよくある胸痛の患者さんのケースを解説します。

症例

80代の男性。買い物途中に胸痛が出現し、うずくまっているところを発見され救急要請された。救急隊到着時に意識はあり、胸痛は軽度であった。図1に伝送心電図を示す。

図1 伝送された心電図 Case2

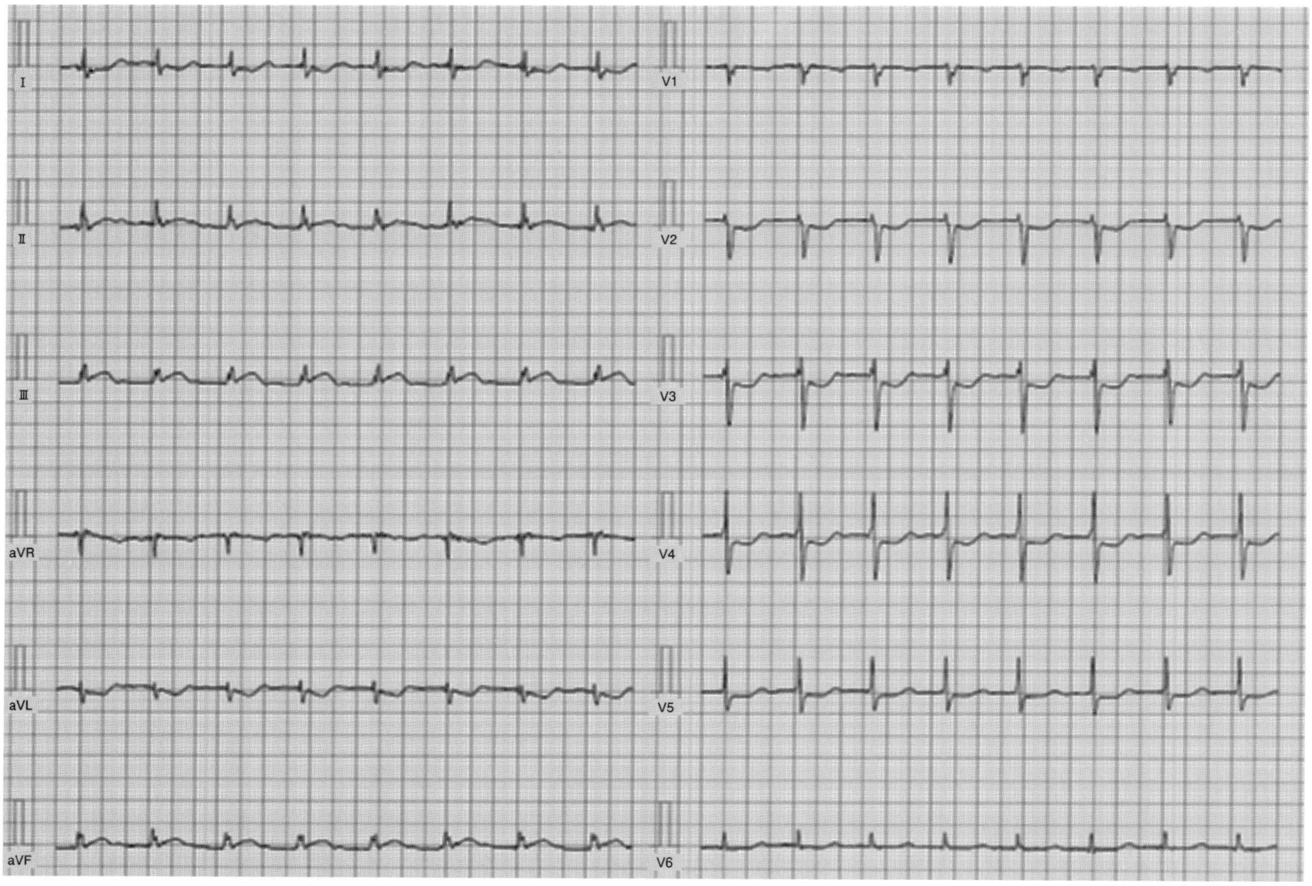

心拍数94／分と頻脈傾向を示す洞調律で、目立たないがⅡ、Ⅲ、aVFでSTが上昇しており、V2-V5にST下降（鏡面像）を認める。下壁の急性心筋梗塞を疑う所見である。なお、P波がわかりにくいがPRが0.28秒と延長しておりⅠ度房室ブロックを示している。

搬送後の経過

発症から33分後に搬送完了。ただちに緊急冠動脈造影を行い、右冠動脈の近位部に完全閉塞を認めたため、同部位にステントを留置した。発症から再灌流までの時間は96分であった。なお搬入時の心電図ではST上昇はほぼ消失していた（図2）。患者は順調に経過して8日後に独歩退院となった。

図2 搬入時の心電図

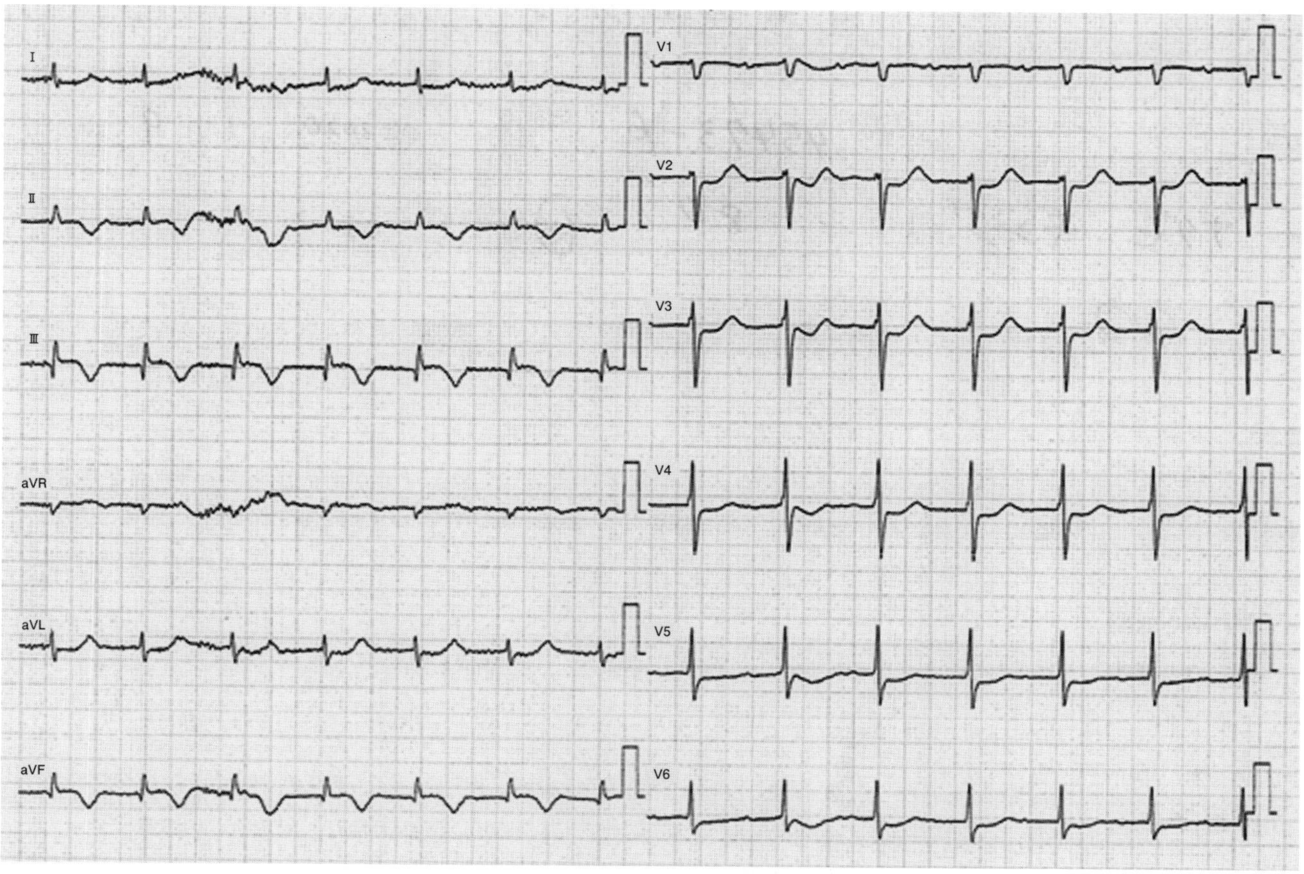

心拍数は83／分で、Ⅰ度の房室ブロック。Ⅱ、Ⅲ、aVFのST上昇はほぼ消失し、新たにQ波の出現と陰性（冠性）T波が出現している。また、胸部誘導の鏡面像もやや軽減している。なお、この鏡面像はステント留置後に消失した。

解説

心電図伝送時の心電図は典型的な下壁のST上昇型心筋梗塞の所見です。この症例のように肢誘導のST上昇はあまり明瞭でないことも珍しくありません。若干の慣れは必要ですが、これを読み取れるようになると診断能力が上がります。本例では比較的短時間でST上昇から陰性T波に変化していますが、このような所見は閉塞していた冠動脈が自然に再灌流する場合にみられることが多いです。しかし本例のように冠動脈が閉塞したままのこともありますので心電図所見だけで判断することは難しく、いずれにしても緊急搬送は必須です。下壁の急性心筋梗塞は発症早期に再灌流療法が成功すれば予後は概ね良好です。

3 胸痛で救急要請した高齢女性の心電図

高齢者の胸痛患者のケースです。

症例

70代の女性。夜間から胸痛が出現し持続するため早朝になって救急要請した。救急隊到着時左胸部から左肩にかけて胸痛が持続していた。図1に伝送された心電図を示す。

図1　伝送された心電図 Case3

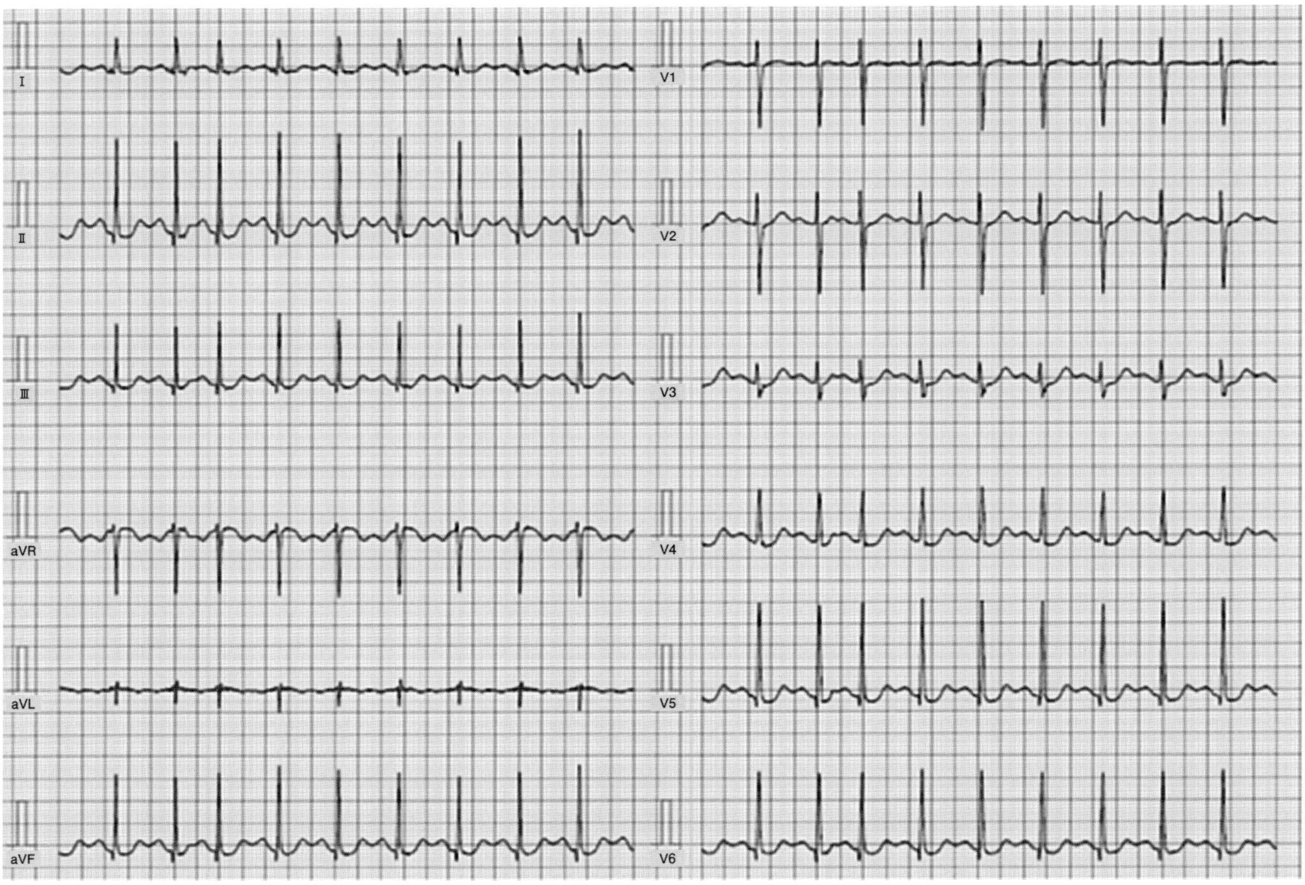

心拍数110／分の洞性頻脈で、Ⅱ、Ⅲ、aVFとV3-V6にST低下を認める。心筋虚血を疑わせる所見である。なお、3心拍目は上室性の期外収縮である。

搬送後の経過

胸痛が持続していたため、虚血性心疾患の可能性が高いと判断し緊急冠動脈造影を行った。冠動脈に狭窄はなかったが、アセチルコリンの冠動脈内注入にて左右の冠動脈に造影遅延を伴う高度の狭窄が誘発されたため、冠れん縮性狭心症による不安定狭心症と診断した。胸痛は冠拡張薬の投与にて消失した。図2にCCU入室時の心電図を示す。患者は薬物治療のみで順調に経過して5日後に独歩退院した。

図2　CCU入室時の心電図

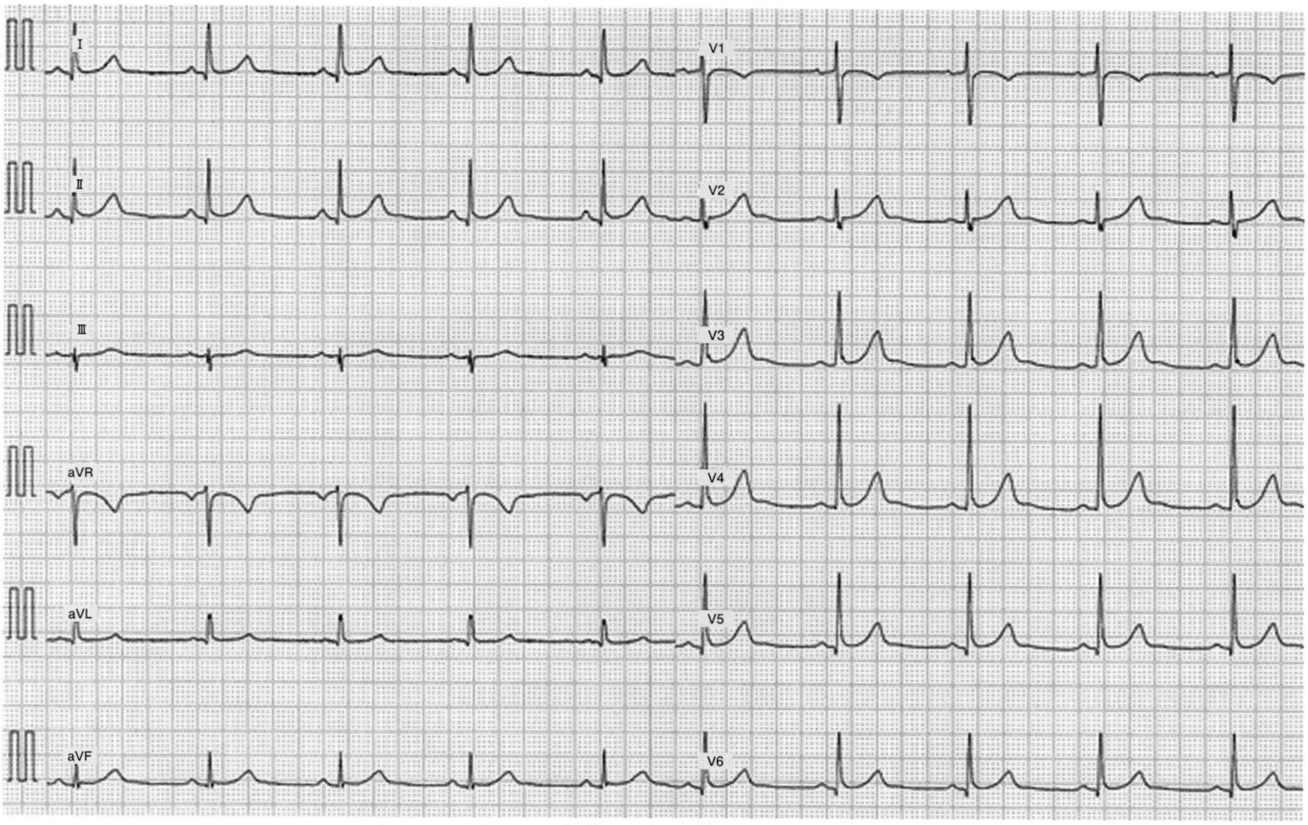

心拍数は54／分の洞調律で、正常の心電図を示している。搬入時に認められたST下降は消失し、心拍数も正常化した。

解説

冠れん縮性狭心症は一見正常な冠動脈がれん縮（スパスム）によって高度の狭窄や閉塞をきたす疾患です。本疾患は夜間早朝に発症しやすく、通常の労作性狭心症よりも胸痛・胸部圧迫感の持続時間が長い傾向があります。発作時の心電図でST上昇をみることが典型的所見とされていますが、必ずしもその限りではありません。アセチルコリンは冠れん縮を誘発させる目的で冠動脈造影時に使用されます。本例のように冠れん縮が同時に複数の冠動脈に発症すると突然死の危険があるため、内服薬の継続が必須です。なお、通常、日常生活の制限は不要です。

4 胸痛で救急要請した高齢男性の心電図②

引き続き高齢者の胸痛患者です。本例もよくあるパターンですのでしっかり読影してください。

症例

70代の男性。1か月前に大動脈弁置換術と冠動脈バイパス手術を受けて数日前に退院したばかりだった。夜間から急に動悸と胸痛が出現したため救急要請した。図1に伝送された心電図を示す。

図1 伝送された心電図 Case4

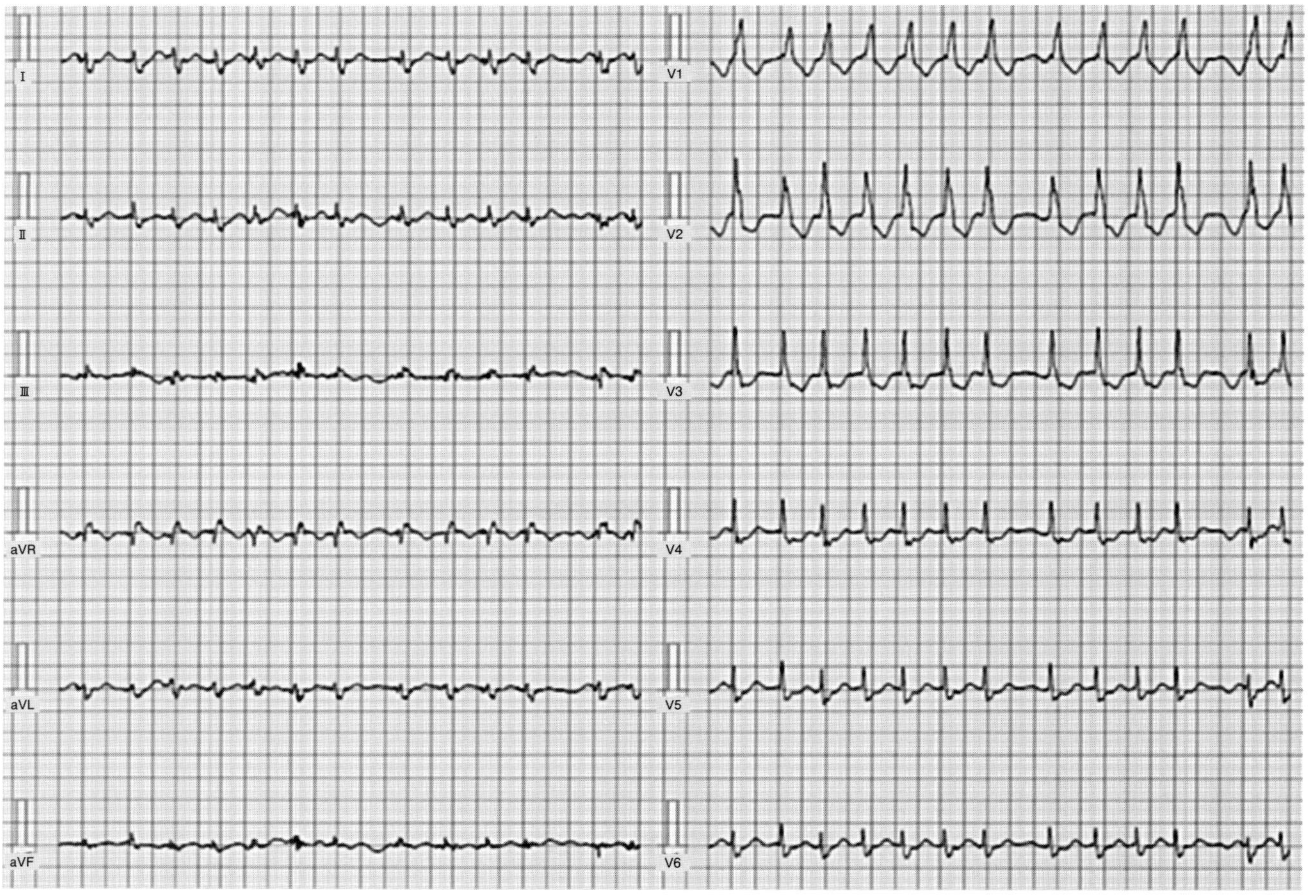

心拍数は156／分と頻脈を示し、RR間隔がバラバラで一定でないことから、頻脈性心房細動である。また、V1がrSR’型の右脚ブロックで、V2-V4にはST下降を認め、肢誘導は低電位を示している。

搬送後の経過

胸痛は動悸とともに出現していることから発作性の心房細動による症状と考え、薬剤による除細動を行った。抗不整脈薬を点滴静注したところしばらくして洞調律に回復した。これに伴い胸痛も消失した。その後のバイタルサインも変化なく落ち着いていたため、約2時間の安静後に帰宅した。回復後の心電図を図2に示す。

図2 帰宅前の心電図

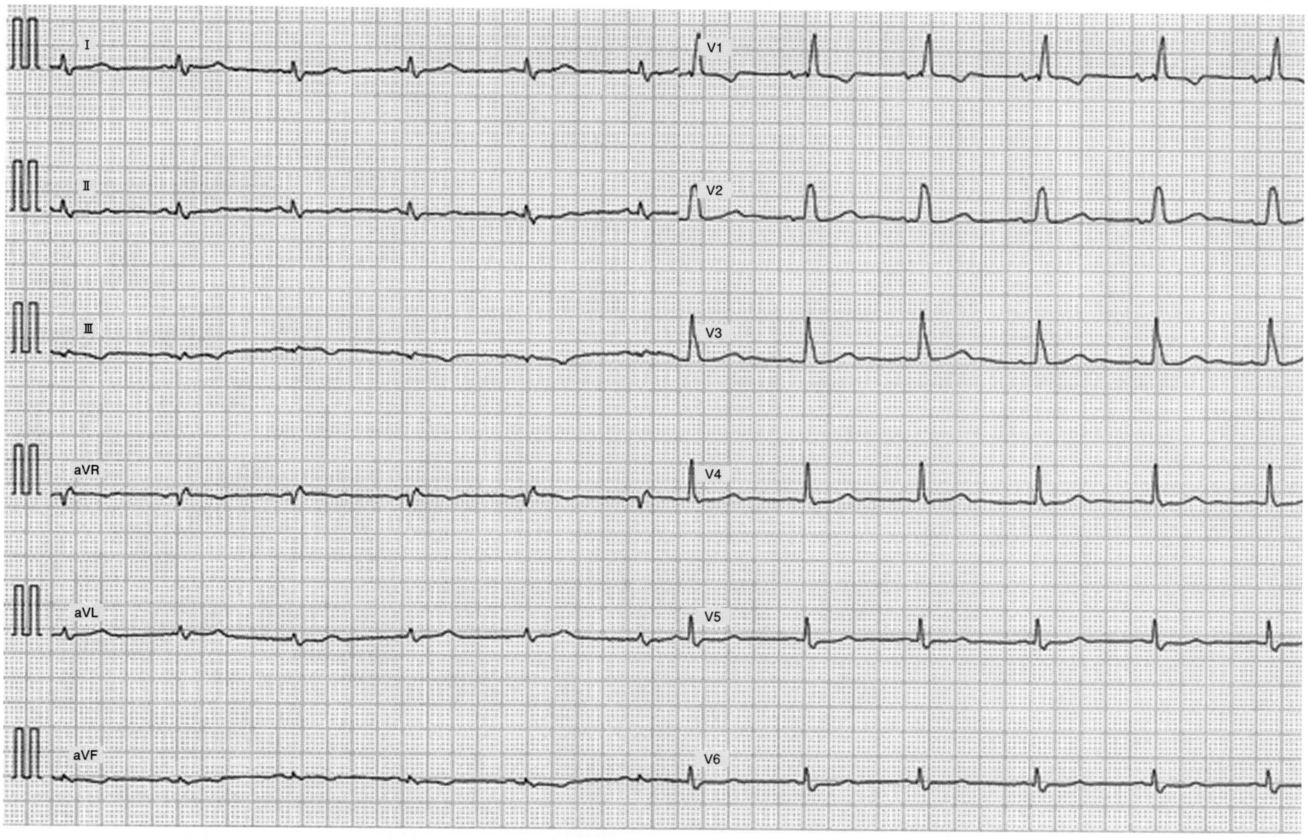

心拍数65／分の洞調律で、右脚ブロック波形である。頻脈時に見られていたV2–V4のST下降も消失している。ST下降は虚血性変化と間違いやすいが、本例のように頻脈の心電図にもしばしばみられる所見であり特に脚ブロックでは評価が難しい。

解説

心房細動は発症時には頻脈となることが多く、動悸だけでなく胸痛を伴うことが多い。本症例では心臓外科の術後であり、利尿薬の作用もあって退院後に脱水気味となっていたことが心房細動を誘発した可能性があります。一過性の心房細動は発症初期であれば薬剤で除細動できることが多い。なお、本例はこのイベントから3年が経過していますが、洞調律のまま維持されています。

5 失神で救急要請した高齢女性の心電図

高度の徐脈の心電図です。ありがちなケースですが、基礎疾患によっては収容後の経過が大きく変わってきます。入院後の2枚の心電図にも注目してお読みください。

症例

80代の女性。外出中にふらつきと眼前暗黒感があり、うずくまっているところを救急要請された。図1に伝送された心電図を示す。

図1 伝送された心電図 Case5

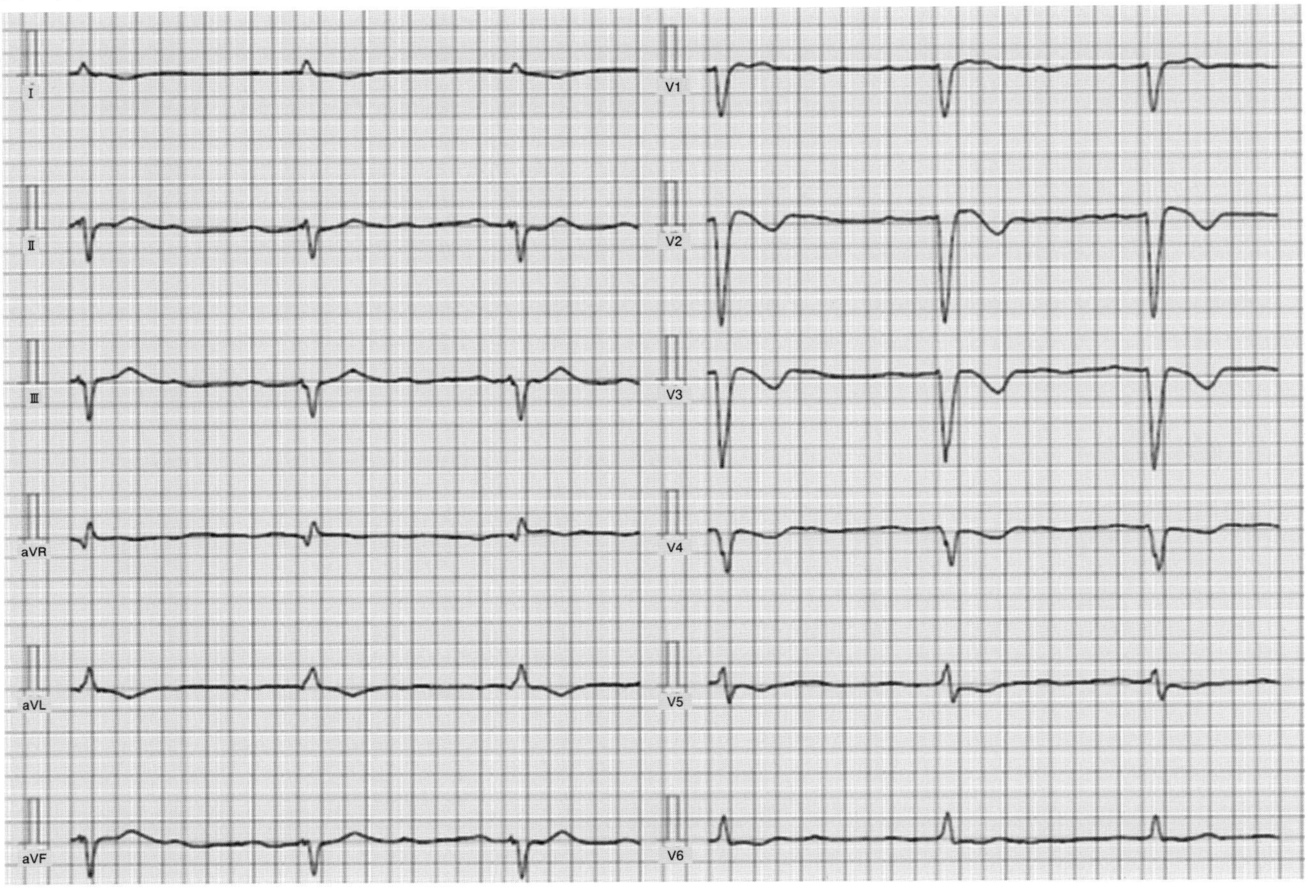

P波が不明瞭だが、RR間隔が一定の高度の徐脈を呈しており、心拍数31／分の完全房室ブロックである。

搬送後の経過

搬送後ただちに体外式ペースメーカーを装着したところ、ふらつきなどの症状は消失した。病歴より、発作性心房細動の診断で他院より2種類の抗不整脈薬を処方されていることが判明した。これらの薬剤を中止して経過を見たところ、第5病日に一旦洞調律に復帰した。しかし、しばらくして動悸を訴え、頻脈性の不整脈となった。心電図を図2に示す。

図2　回復時の心電図

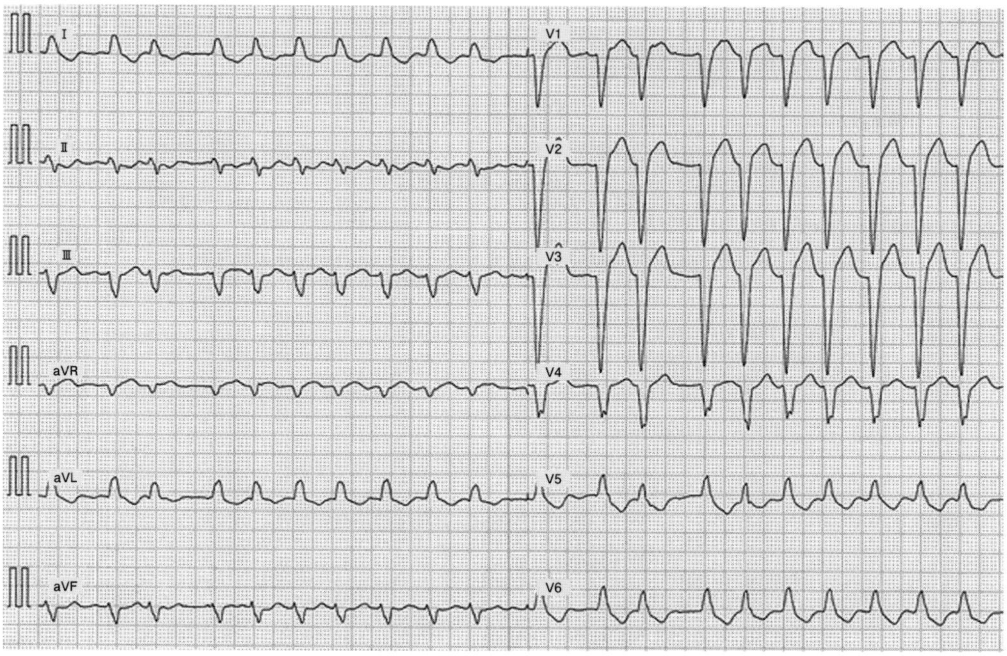

心拍数120／分の心房細動で、QRS幅が広く左脚ブロックを示している。その後抗不整脈薬を少量から再開したが心拍数のコントロールが難しく、用量の増加は房室ブロック再発のリスクが高いことから、カテーテルアブレーションにて心房細動を治療する方針となった。カテーテルアブレーション施行後の心電図を図3に示す。

図3　アブレーション後の心電図

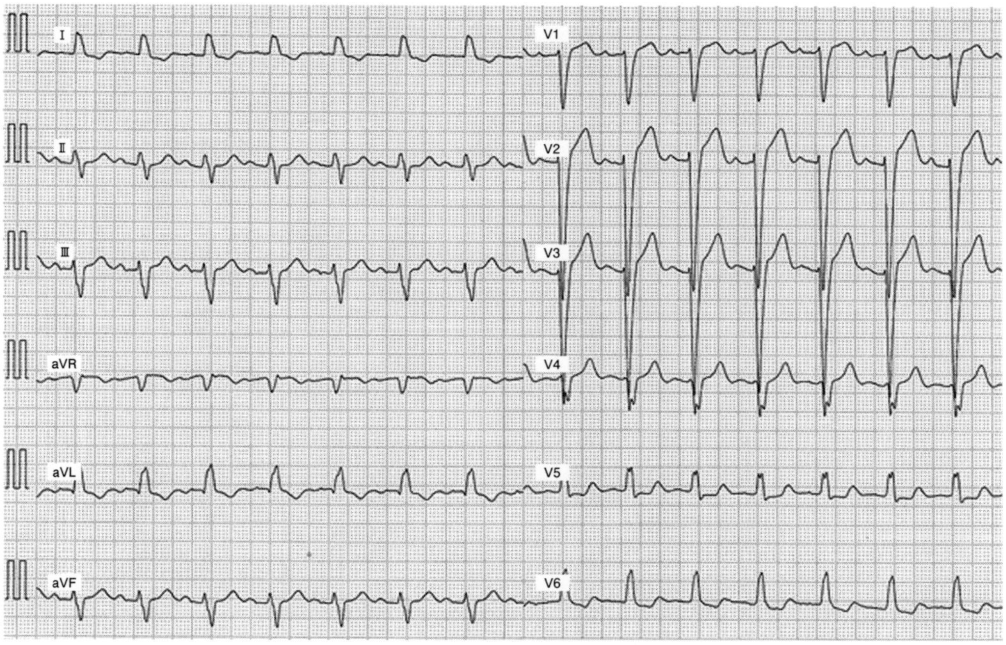

心電図は心拍数89／分の洞調律で、PR時間が0.23秒のⅠ度の房室ブロックと左脚ブロックを示している。その後心房細動に再発はなく経過している。

解説

心房細動の治療には心拍コントロールの目的でしばしば複数の薬剤の併用が行われますが、高齢者ではこれらの薬剤により房室ブロックをきたすことがあります。薬剤を中止すると、これまで抑えられていた心房細動が再発することも稀ではなく、何らかの対策を余儀なくされます。本例ではカテーテルアブレーションによって心房細動が根治され、その後の抗不整脈薬も不要となり、徐脈に対する永久ペースメーカー植込みを回避することができました。心筋梗塞以外の高度の房室ブロックに対する初期の救急処置としては、一時ペースメーカーがほぼ一択となりますが、その後の治療には種々のオプションがあることを知っておいてください。

6 胸部が締め付けられる症状を訴えた高齢女性の心電図

救急現場でよくある胸部絞扼感の心電図ですが、病院搬入後の経過に注目です。

症例

80代の女性。外出中に前胸部の絞扼感と動悸が出現し、動けなくなっていたところ、出先のスタッフによって救急要請された。

図1　伝送された心電図 Case6

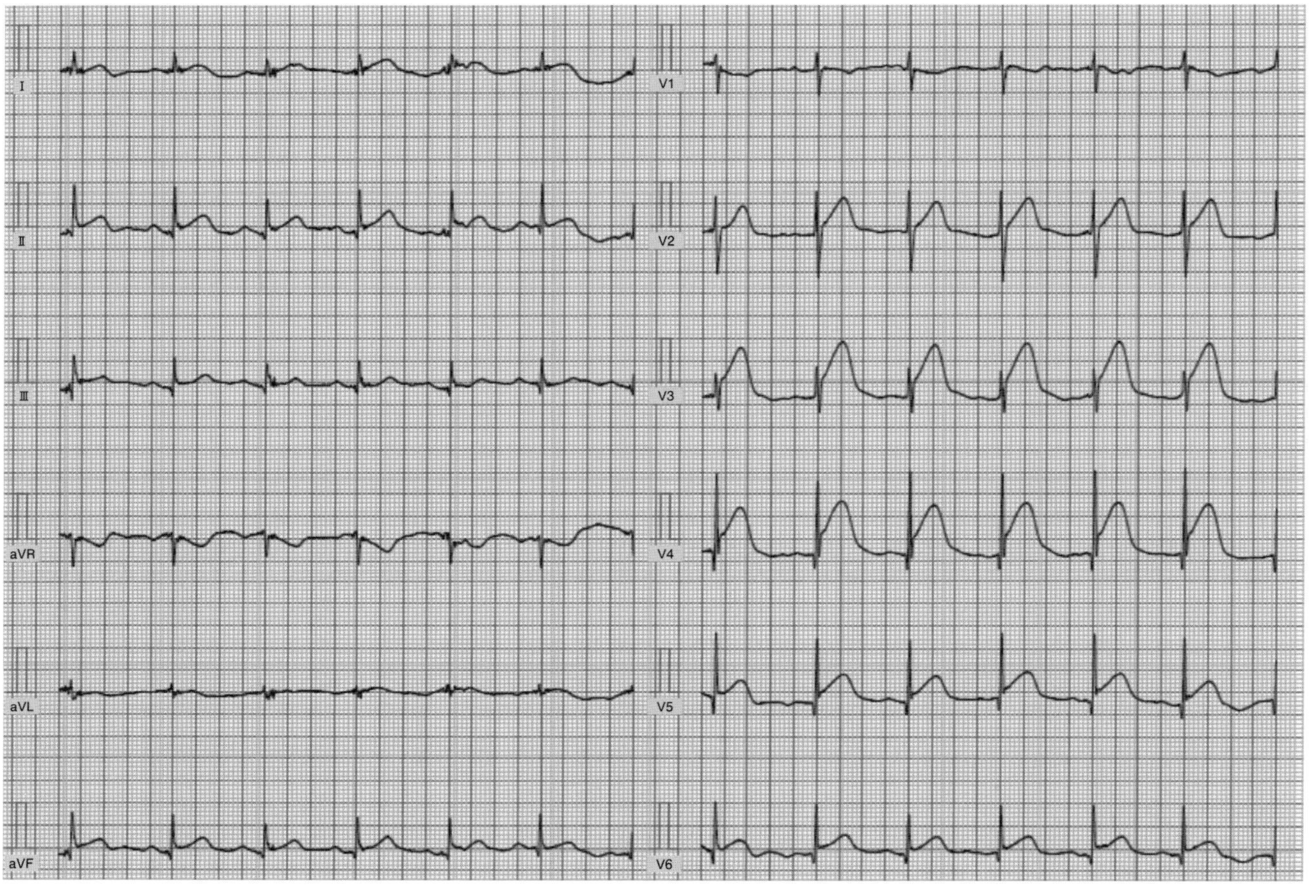

心拍数75／分の洞調律。V2-V6の他にもⅠ、Ⅱ、aVFに明瞭なST上昇を認め、左室前壁の大きな急性心筋梗塞が疑われる。

搬送後の経過

搬送後緊急冠動脈造影が行われたが、冠動脈に狭窄や閉塞はなかった。また、胸部CTにても大動脈解離などの異常は見られなかった。左室造影検査にて心尖部を中心とした広範な左室壁運動の低下と心基部の過収縮を認め、たこつぼ心筋症と診断した。床上安静と保存的治療により症状は改善した。1週間後の心電図を図2に示す。

図2　1週間後の心電図

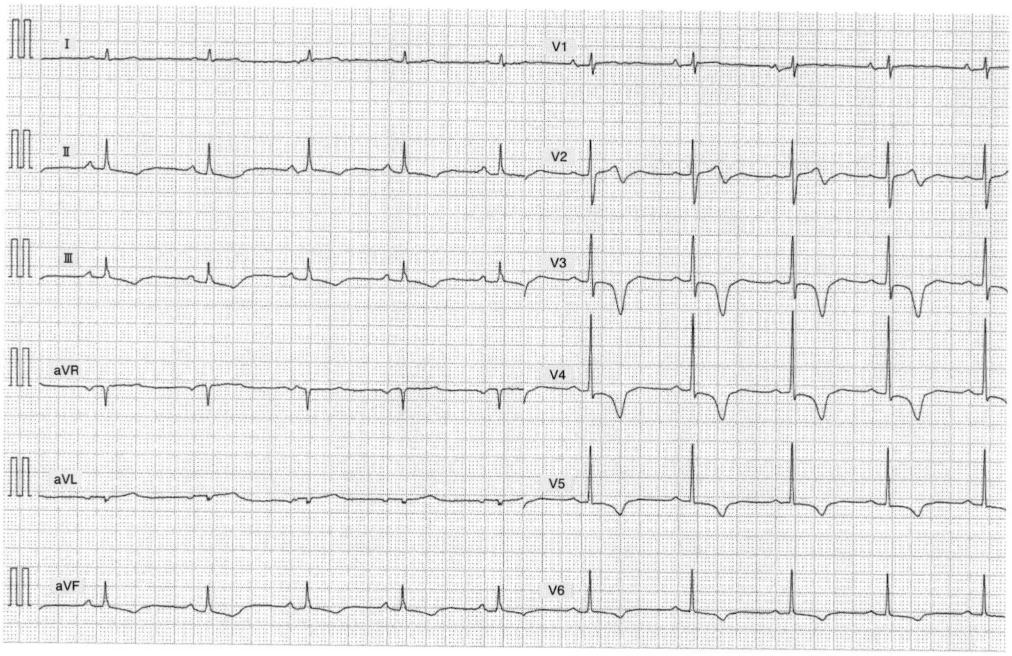

心拍数62／分の洞調律で、Ⅱ、Ⅲ、aVFとV3-V6の陰性T波を認める。V3-V4に見られるような巨大陰性T波は、たこつぼ心筋症の回復期にしばしばみられる所見である。患者は合併症なく順調に回復し、2週間後に退院となった。2か月後の外来受診時の心電図を図3に示す。

図3　2か月後の心電図

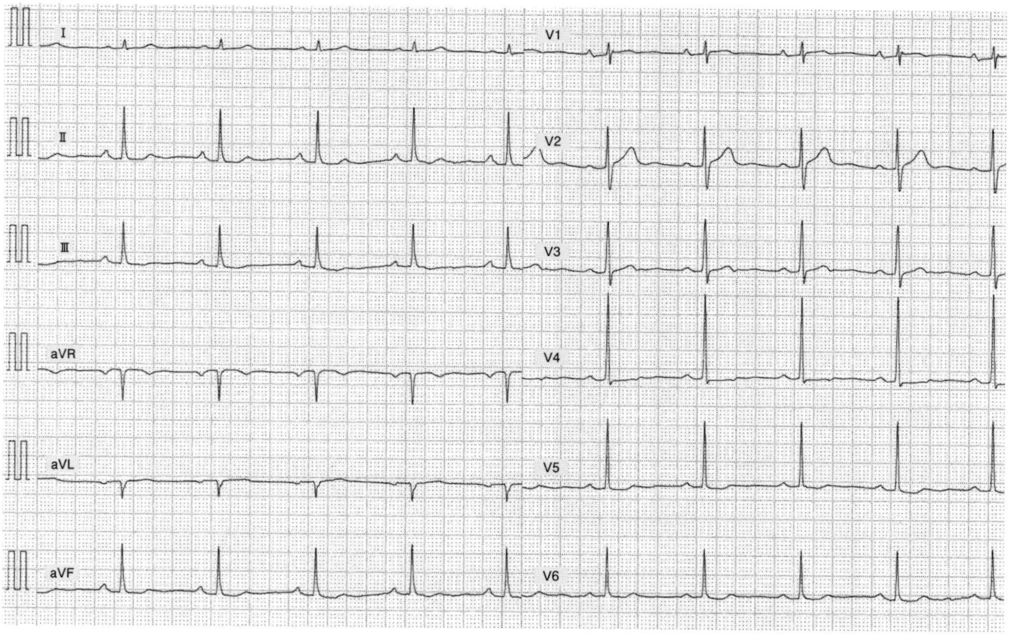

心電図は心拍数62／分の洞調律で、以前見られていた広範な陰性T波は消失し、平低化したST-Tを残すのみである。

解説

たこつぼ心筋症は前胸部の痛みや絞扼感で発症し、心筋梗塞によく似た心電図所見を示すにもかかわらず、冠動脈の狭窄や閉塞を認めないことで診断されます。心尖部を中心とした心室の壁運動低下が特徴的で、その形状からたこつぼ心筋症と呼ばれますが、この収縮異常は一過性でゆっくりと回復します。中高年の女性に多く、強いストレスや交感神経の過剰興奮、脳クモ膜下出血後などが要因として挙げられていますが、詳細は不明です。この患者は数日前に親友の末期がんを知ったことの精神的ショックが関係したと推測されました。一般に予後は悪くありませんが、重症例では死亡例もあるので急性期の管理には注意を要します。

7 新型コロナウイルスのワクチン接種2日後に胸痛を訴えた若年男性の心電図

新型コロナウイルス感染症に対するワクチンの副反応が話題となりましたが、ワクチン接種後に胸痛を訴える患者さんは多くはありません。この心電図は救急に携わる皆さんの大きな参考になると思います。

症例

20代の男性。2日前に2回目の新型コロナウイルスのワクチンを接種した。接種翌日より発熱を認めていたが、翌々日になって前胸部痛を自覚したため救急要請した。

ER到着時にも胸痛は持続していたが、血行動態は安定していた。本例では心電図の伝送はされなかったためER搬入時の心電図を図1に示す。

図1　当院ER収容時の心電図 Case7

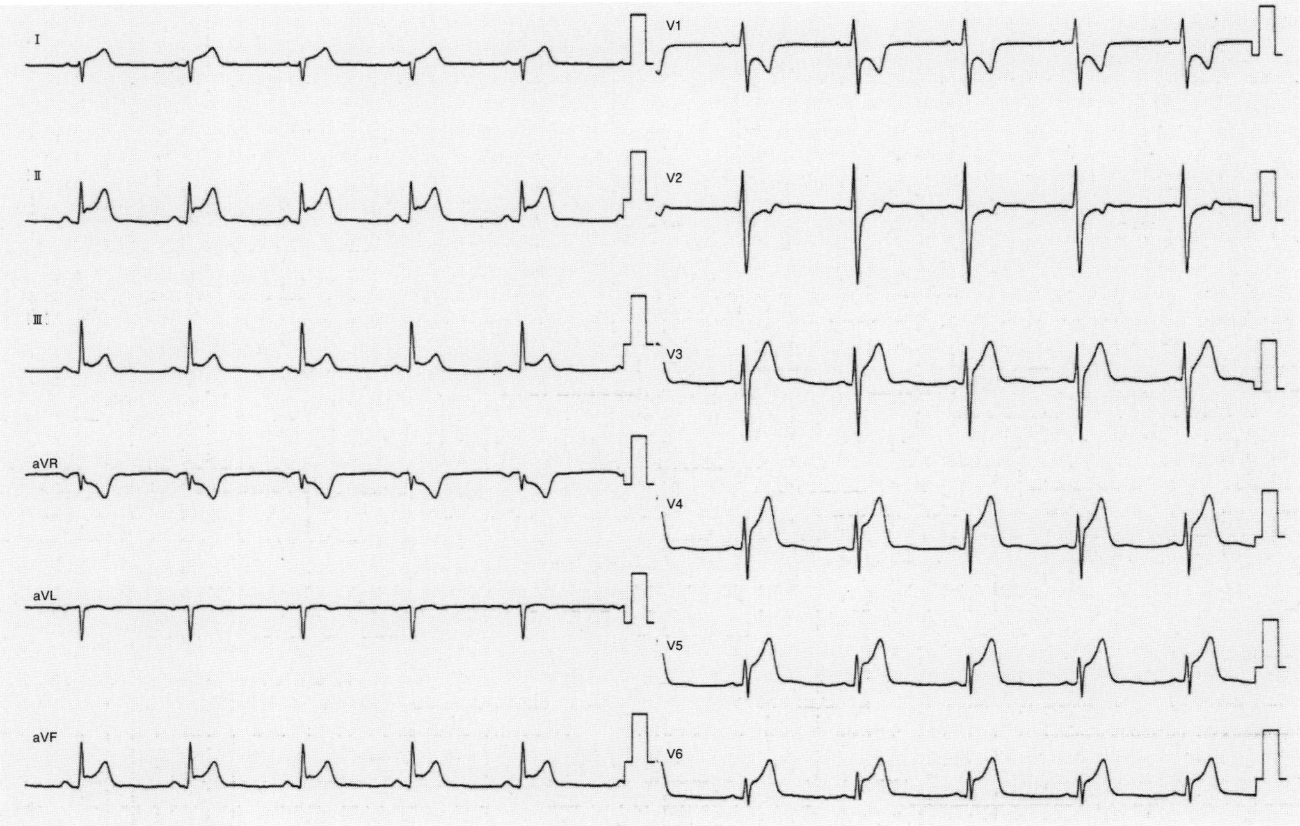

心拍数68／分の洞調律。Ⅰ、Ⅱ、Ⅲ、aVF、V3-V6の広範囲に明瞭なST上昇を認める。

搬送後の経過

心筋障害の指標とされる生化学マーカーは高値を示したが、冠危険因子のない若年者であり、CTにて冠動脈病変は認められなかったことから、急性心筋梗塞ではなく急性心筋炎と診断してICUに収容し、床上安静と保存的治療で経過を追った。これにより病状は悪化することなく次第に改善し、1週間後に退院となった。退院時の心電図を図2に示す。

図2　1週間後の心電図

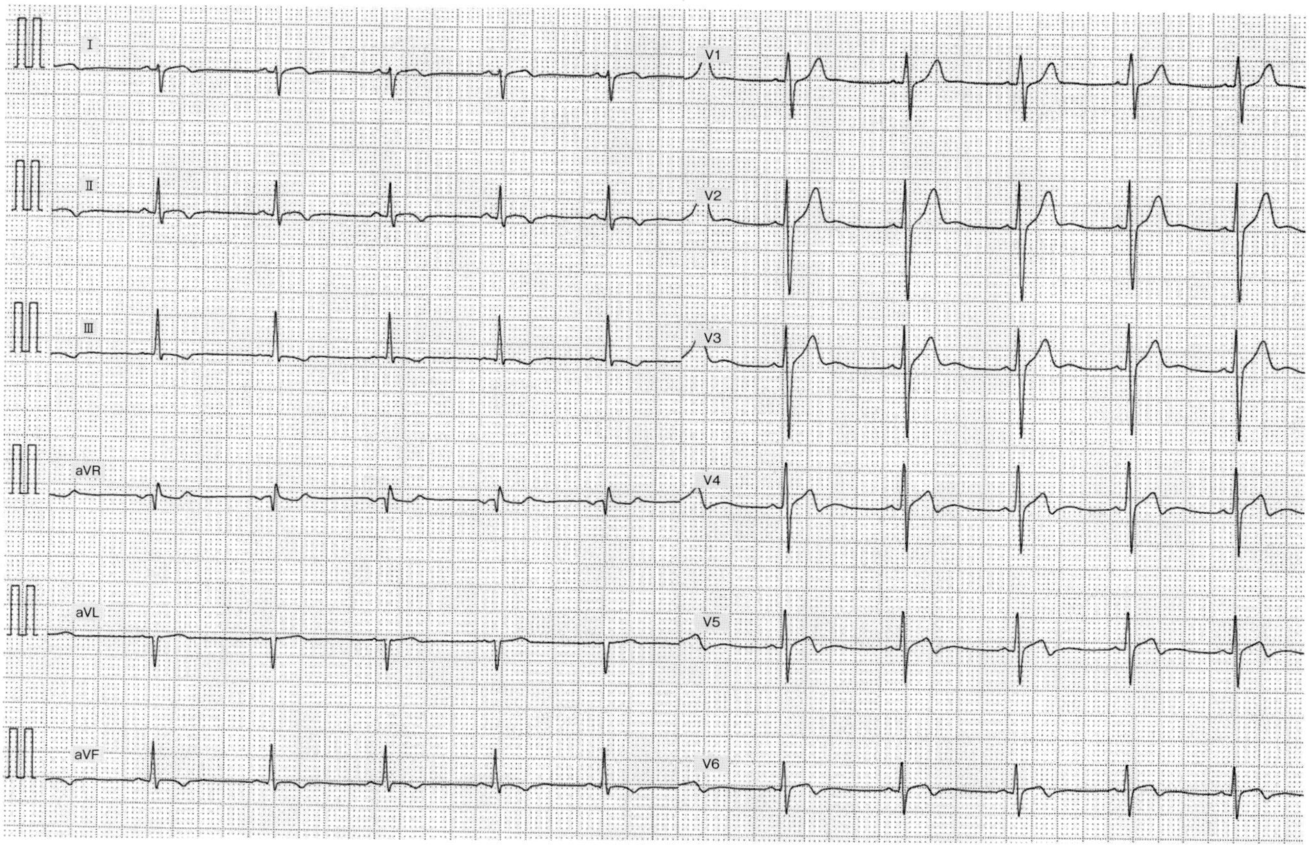

心拍数62／分の洞調律で、ST上昇は消失し、Ⅱ、Ⅲ、aVFとV5、V6にごくわずかな陰性T波を残すのみである。

解説

胸痛を訴える若年者にST上昇を認めた場合には急性心筋炎を疑わなければなりません。原因のほとんどはウイルス性ですが、コロナ禍において稀ではあるもののコロナワクチンの副反応としての急性心筋炎が注目されています。コロナワクチン接種後の急性心筋炎は接種後数日以内に発症し、若年男性に多く、そのほとんどが重症化することなく回復するとの報告があります。本例は経過からワクチンに対する副反応によるものの可能性が高いです。

8 夜間呼吸困難のために救急要請した60代男性の心電図

新型コロナウイルス感染症の蔓延中は、呼吸困難を訴える患者さんへの対応も平時とは異なる状況にありました。呼吸困難においても現場での心電図は有益な情報をもたらしてくれます。

症例

60代の男性。夜間睡眠中に急に息苦しくなり、改善しないため救急要請された。

図1 伝送された心電図 Case8

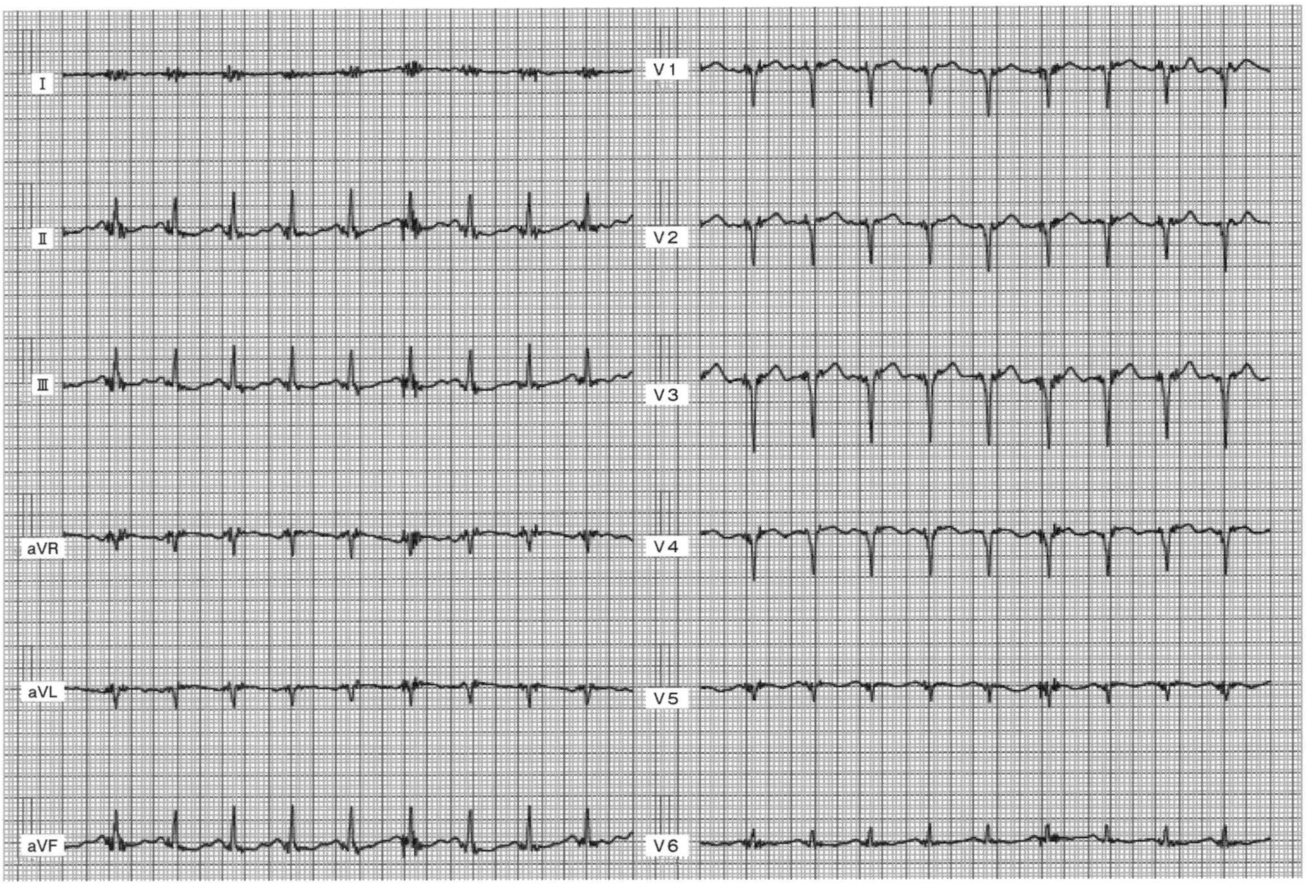

心拍数約120／分の洞性頻脈。呼吸が苦しいためか体動によるノイズが乗っているが、V1-V5誘導に異常Q波を認め、陳旧性の広範前壁梗塞が疑われる。I、aVL、V5、V6誘導の電位はかなり低く、胸水の存在が疑われる。頻脈は心不全ではほぼ必発の所見である。

搬送後の経過

本患者は3か月前に前壁の急性心筋梗塞（図2）による入院歴があり、心機能低下と慢性心不全に対する治療のコントロールが不良であったことが搬送後に判明した。心不全の急性増悪と診断し、ICUに収容して心不全治療を強化するとともに、心臓リハビリテーションを行って病状の回復に努め、1か月後に退院となった。

図2　3か月前の心電図

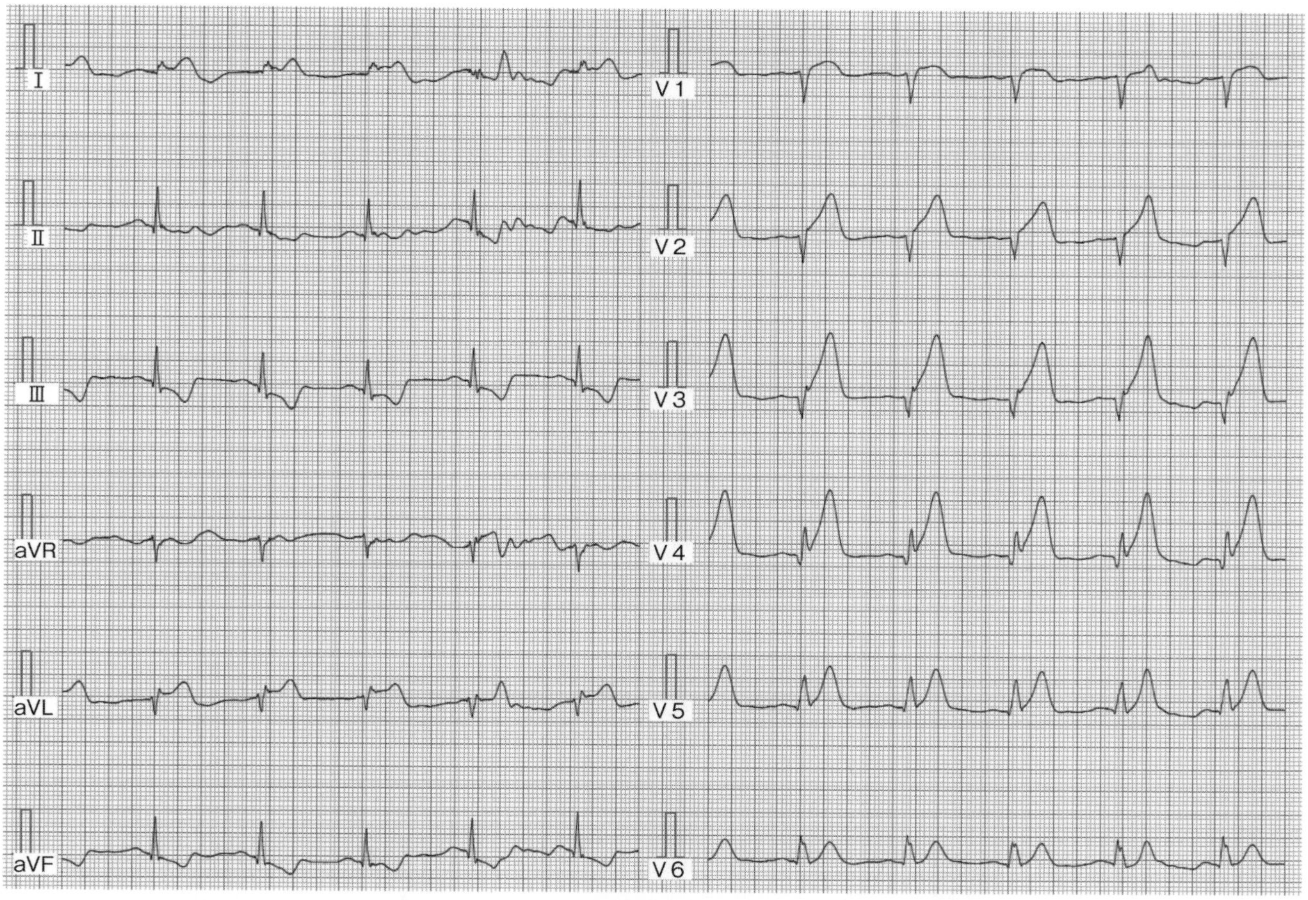

心拍数65／分の洞調律。V1-V4のST上昇とⅡ、Ⅲ、aVFに鏡面像としてST低下を認め、典型的な前壁のST上昇型心筋梗塞を示唆する所見である。

解説

心不全の原因は様々ですが、陳旧性の心筋梗塞は心電図で診断が可能です。救急現場では急性心筋梗塞発症時の心電図は不明ですので、異常Q波や冠性T波などの典型的な陳旧性心筋梗塞の心電図所見の読影ができるようにしておきましょう。なお、急性心筋梗塞では発症から治療までの時間が短いほど慢性期の心不全のリスクが減少します。急性心筋梗塞に対する迅速な搬送・治療が必須であることを改めて強調しておきます。

9 胸痛を訴えて救急要請した高齢男性の心電図

胸痛を訴える患者さんは少なくありません。以下の心電図は判断に悩むかもしれません。

症例

80代の男性。夕食後にテレビを見ていたところ前胸部に痛みが出て改善しないため救急要請された。図1に伝送された心電図を示す。

図1 伝送された心電図 Case9

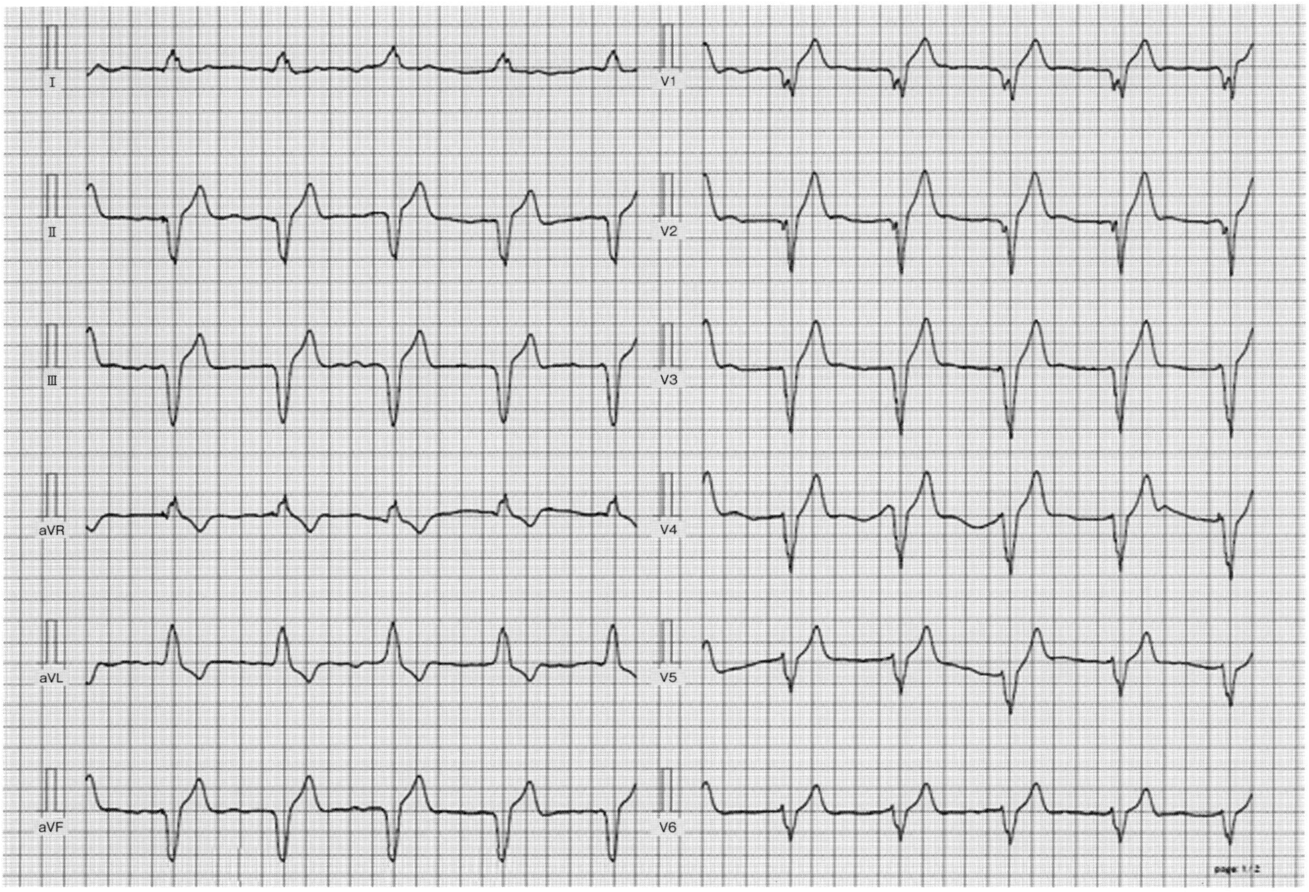

心拍数60／分の整脈だがP波は不明瞭で洞調律ではない。波形はQRS幅の広い左脚ブロック型を示している。心室固有調律にも見えるが、よくみるとQRS波の直前にノッチがあり、ペースメーカー波形だと理解できる。ペースメーカー植込み患者の胸痛ではST変化の判定が困難である。

図2 数分後の心電図

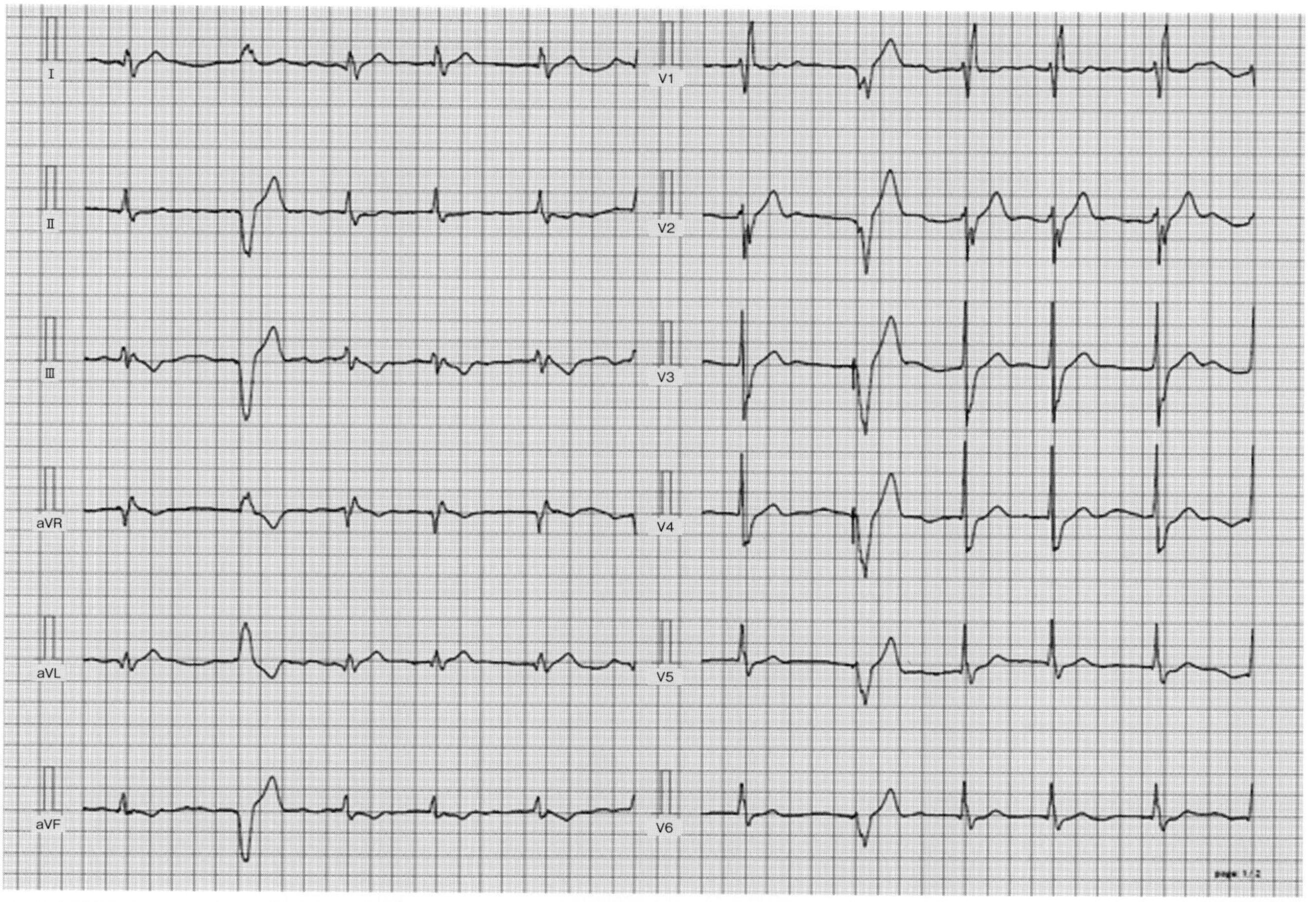

この心電図ではペーシング波形は2心拍目のみで、残りは自己脈である。自己脈のRR間隔は一定しないが、心拍数は70／分程度と思われる。波形は右脚ブロックで明瞭なST変化はなく、少なくともST上昇型の心筋梗塞は否定的である。

搬送後の経過

本患者は搬送後の検査で胆石に合併した急性胆嚢炎と診断されて、消化器内科に緊急入院となった。

解説

胸痛は様々な疾患で見られるため、心電図での鑑別は有用ですが、すべての心拍がペースメーカー波形のみの場合は心電図での判定は困難です。本患者では自己脈が出ていたため、その波形が参考となりました。ペースメーカー植込み後の患者では自己脈が出ない場合が多いですが、自己脈が見られる場合には、できるだけその波形を含めた記録と伝送を心がけましょう。

10 胸部圧迫感を訴えて救急要請した高齢女性の心電図

胸部圧迫感を訴える患者さんは少なくありません。病歴に惑わされないことが大切な症例の心電図です。

症例

70代の女性。胸部圧迫感を繰り返すため、近医で狭心症と診断されてニトログリセリン舌下錠（NTG）が処方されていた。自宅で家事をしていたところ、急に胸部圧迫感が出現し、NTGでも改善しないため救急要請された。図1に伝送された心電図を示す。

図1　伝送された心電図 Case10

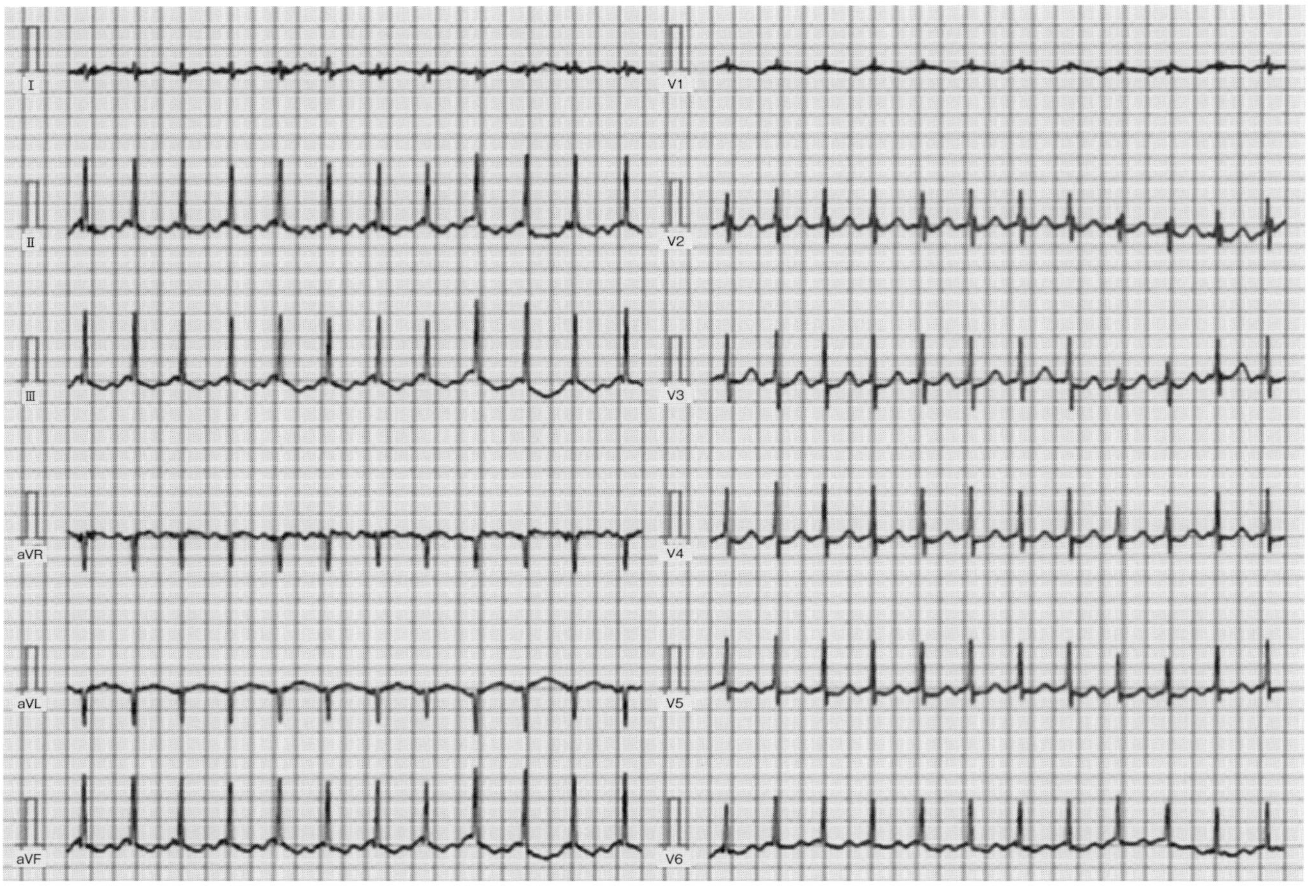

心拍数144／分の頻脈でRR間隔は一定、QRS幅は狭く発作性上室頻拍（PSVT）と診断した。

図2　搬送後の心電図

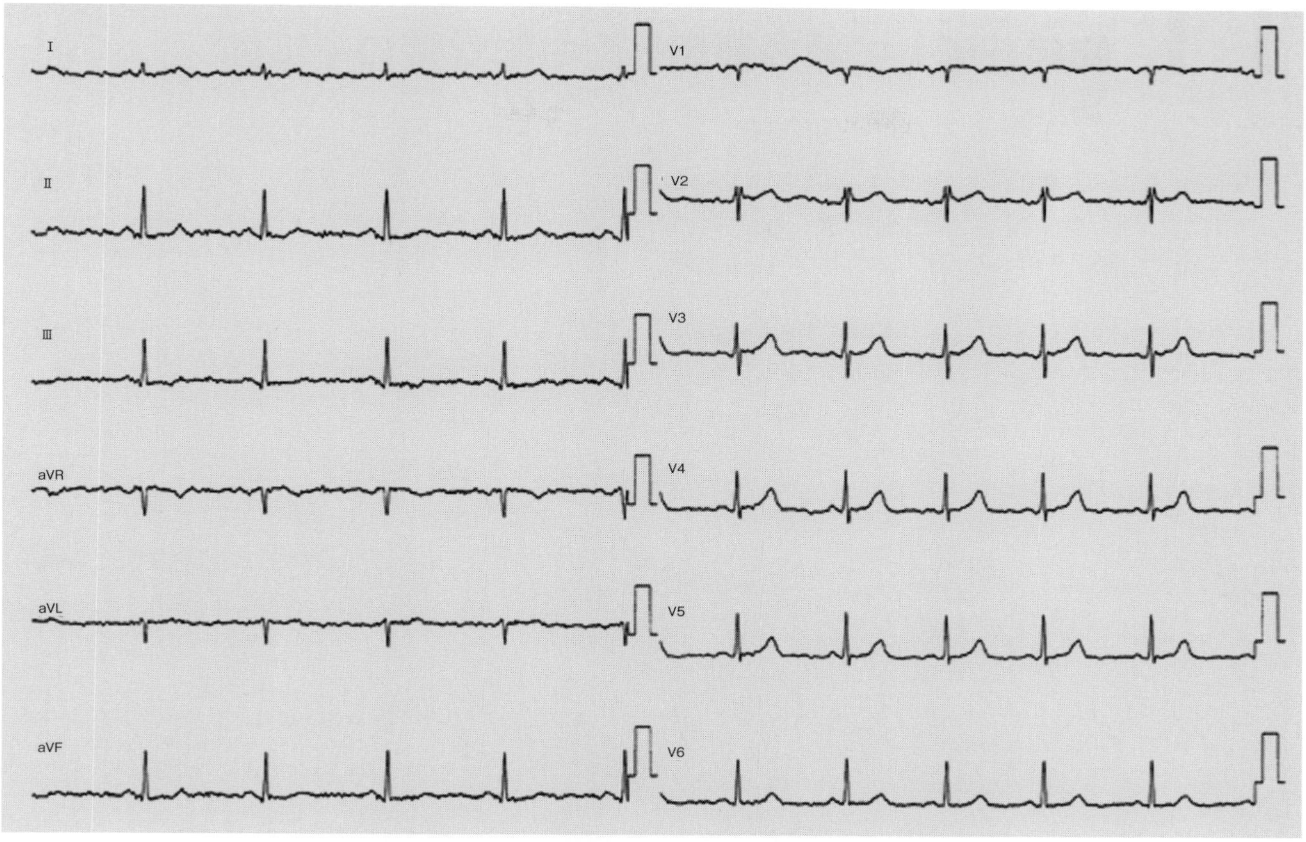

基線にノイズがあるが、心拍数70／分の洞調律で、ST変化もなく、波形にも特記すべき異常を認めない。

搬送後の経過

本患者は搬送中に洞調律に復帰しており、症状も消失したため無事帰宅となった。

解説

高齢者の発作性頻拍症は胸部圧迫感を主訴とすることが稀ではなく、しばしば狭心症と誤診されます。本例では現場での心電図から発作性上室頻拍の診断が確定できましたが、病院到着時の心電図では診断は不可能でした。なお、頻脈性不整脈は心室頻拍でないことが確認できれば、搬送時の急変リスクは高くありません。その意味においても、現場での心電図記録は有用です。

11 胸痛を訴えて救急要請した中年女性の心電図

閉経期前の女性の胸痛には本物が少ない印象があります。しかし、中には以下のような患者さんが混ざってきます。

症例

これまで健康であった40代の女性。朝食後に突然胸痛に襲われ、改善しないため救急要請された。図1に伝送された心電図を示す。

図1 伝送された心電図 Case11

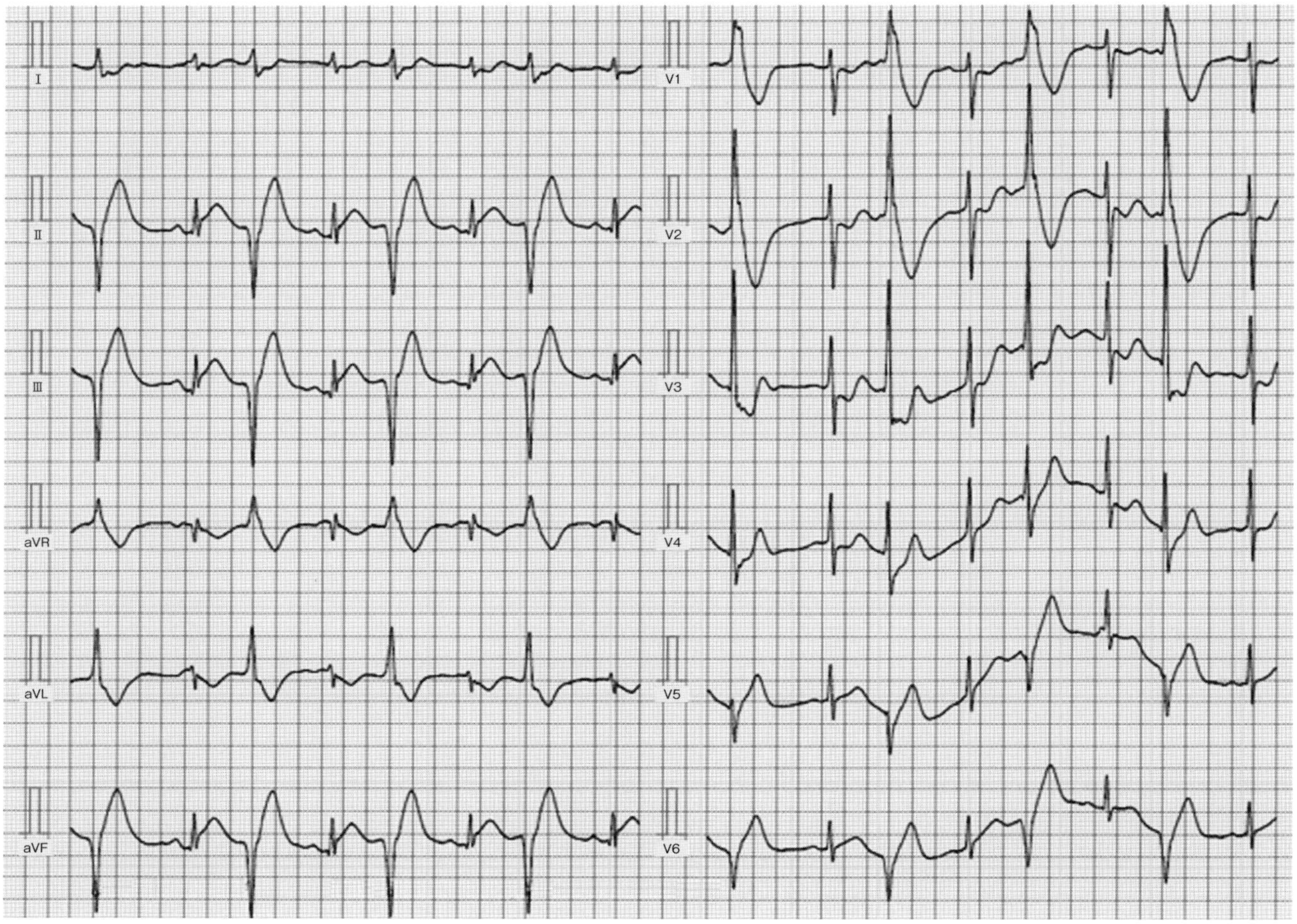

心拍数100／分の頻脈で洞調律波形と心室性期外収縮が交互に見られる2段脈を呈している。洞調律波形に注目するとII、III、aVFでSTが上昇していることが分かる。

図2 搬送後の心電図

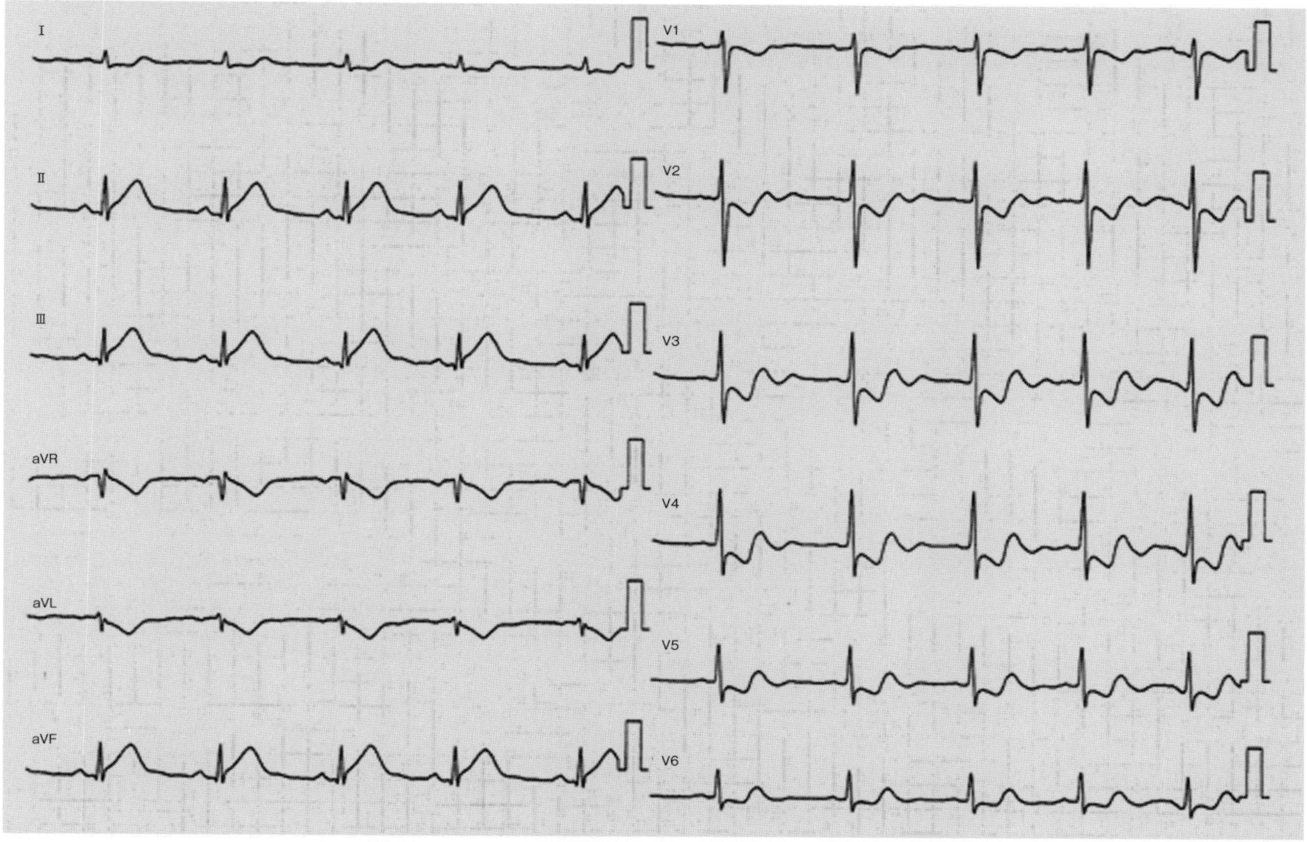

心室性期外収縮は消失しており、心拍数60／分の洞調律である。Ⅱ、Ⅲ、aVFにST上昇をみとめ、前胸部誘導では鏡面像としてのST低下が明瞭である。下壁のST上昇型心筋梗塞が疑われる心電図である。なお、前胸部誘導でRR間隔が短くなっているが、呼吸性変動と思われる。

搬送後の経過

緊急冠動脈造影では右冠動脈の後下行枝の閉塞をみとめ、直ちにバルーンカテーテルで拡張し、血流再開を確認して終了とした。ステントは留置しなかった。経過は順調で10日後に軽快退院となった。

解説

閉経期前の女性は男性に比較して動脈硬化が進行しにくく、糖尿病や家族性の高脂血症などの高リスク例を除けば、心筋梗塞は多くありません。本例は特発性冠動脈解離（SCAD）による心筋梗塞でした。SCADは冠動脈壁の中膜に裂け目が入ることにより血流を途絶させる疾患です。詳細は未だ明らかではありませんが、大半が40～50代の女性に見られ、誘因としてストレスが関係するとの報告があります。なお、本例にステントを留置しなかったのは、動脈硬化が軽く急性閉塞や再狭窄のリスクが低いとの理由によるものです。若年から中年の女性においても救急現場での心電図の重要性が示唆される症例です。

12 胸痛で救急要請した 複数回の狭心症治療歴がある高齢男性の心電図

コロナ禍では病院への受診控えが問題視されましたが、この症例はそれが現実となったかもしれません。

症例

2006年から2012年にかけて計5回のステント留置術を受けた既往がある70代の男性。糖尿病と脂質異常症、高血圧があり近医で加療されていた。数日前から時折胸部圧迫感を感じていたが受診せず自宅で過ごしていた。午後3時ごろに前胸部痛が出現し治まらないため救急要請した。図1に伝送された心電図を示す。

図1 伝送された心電図 Case12

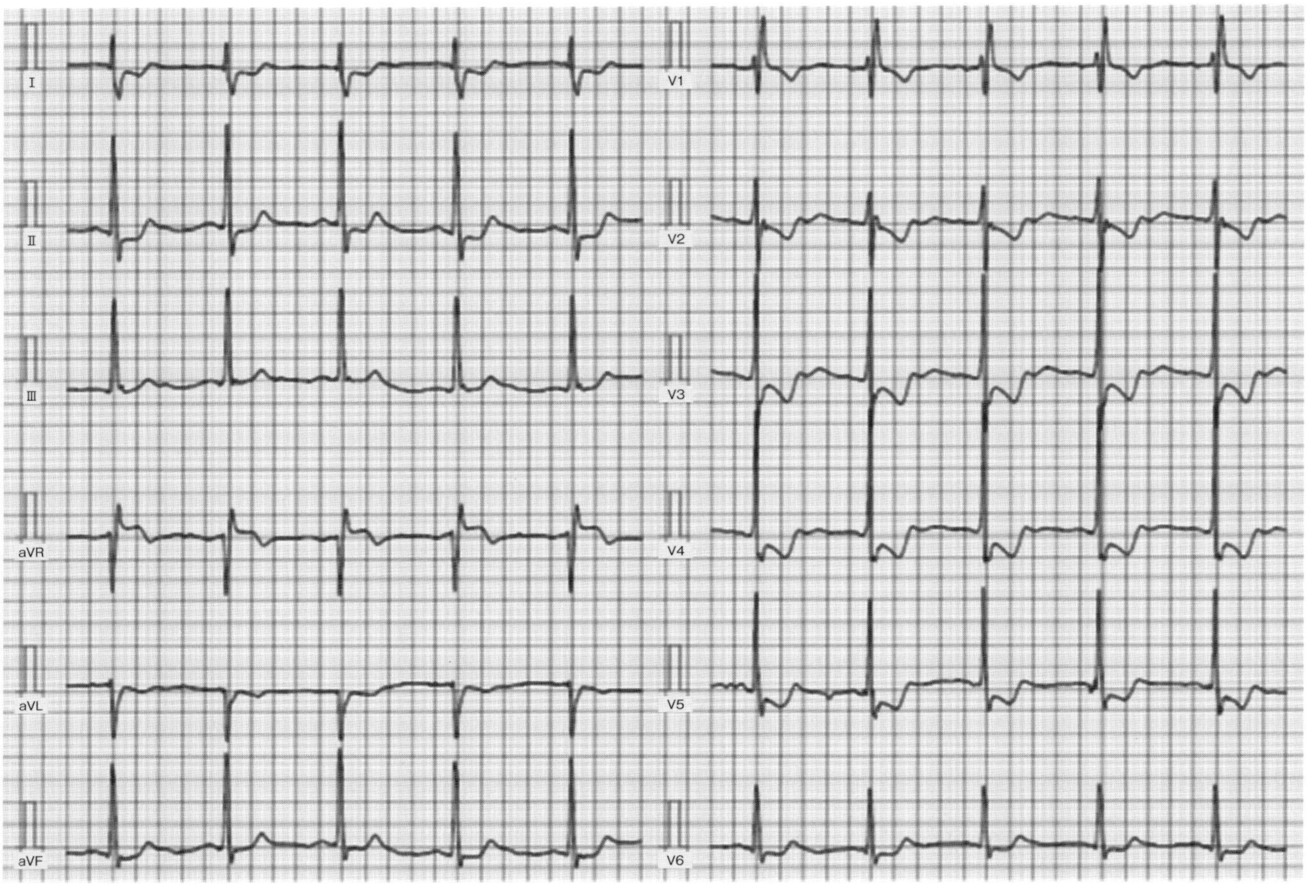

心拍数60／分の洞調律で右脚ブロック波形である。Ⅰ、Ⅱ、aVLとV2-V6に広範かつ明瞭なST下降を認める。また、同時にaVRでST上昇を認めており、生命の危険がある重症狭心症と判断すべき所見である。

搬送後の経過

搬送後ショック状態となった。気管挿管を行ったのちに緊急冠動脈造影を行ったところ、左前下行枝・回旋枝・右冠動脈のすべてに高度狭窄病変を認め、重症急性冠症候群による心原性ショックと診断した。左室内に補助循環用ポンプカテーテルを挿入し、経皮的に血行再建術を施行しショックからの離脱に成功した。経過は比較的順調で14日後に軽快退院となった。

図2 2か月後の外来受診時の心電図

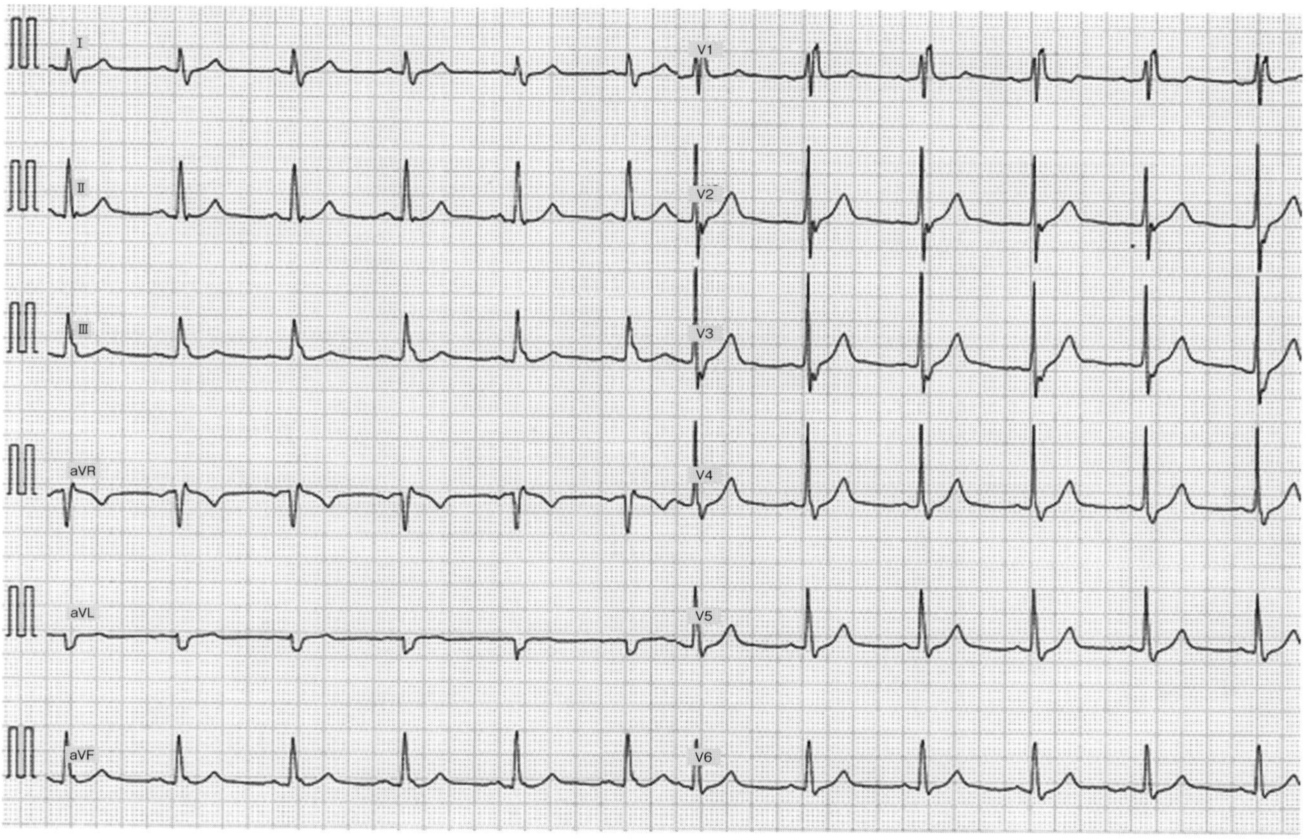

心拍数67／分の洞調律で完全右脚ブロックを認めるが、ST変化は消失しており、心筋虚血や心筋障害を示唆する所見は見られない。

解説

主要な3本の冠動脈のすべてに高度狭窄を認めた重症の急性冠症候群の症例です。狭心症の治療歴と胸痛発作に伴って明瞭なST下降とを合わせれば、虚血性心疾患の再発であろうことは思い浮かぶことと思いますが、この症例の心電図で最も重要なことはaVRでのST上昇を伴っていることです。この所見は、左主幹部あるいはその近傍の太い冠動脈の高度狭窄を含む多枝病変例で見られるもので、これを認めた場合には一刻も早く血行再建術の可能な病院に搬送する必要があります。本例では現場からの心電図伝送のおかげで、病院到着時にも円滑な対応をとることができました。

13 1か月間に2回の心電図伝送が行われた高齢女性の心電図

コロナ禍においても救急の現場では胸痛を訴えて搬送されてくる高齢者は少なくありません。これは短期間に2回の心電図伝送が行われた珍しいケースです。

症例

数年前に異型狭心症と診断されて、内服薬とニトログリセリンが処方されていた。以後症状なく薬が減量されていたが、夜の8時ごろに突然喉から胸部にかけて絞扼感が出現し、ニトロを用いたが消失しないため救急要請した。図1に伝送された心電図を示す。

図1　伝送された心電図 Case13

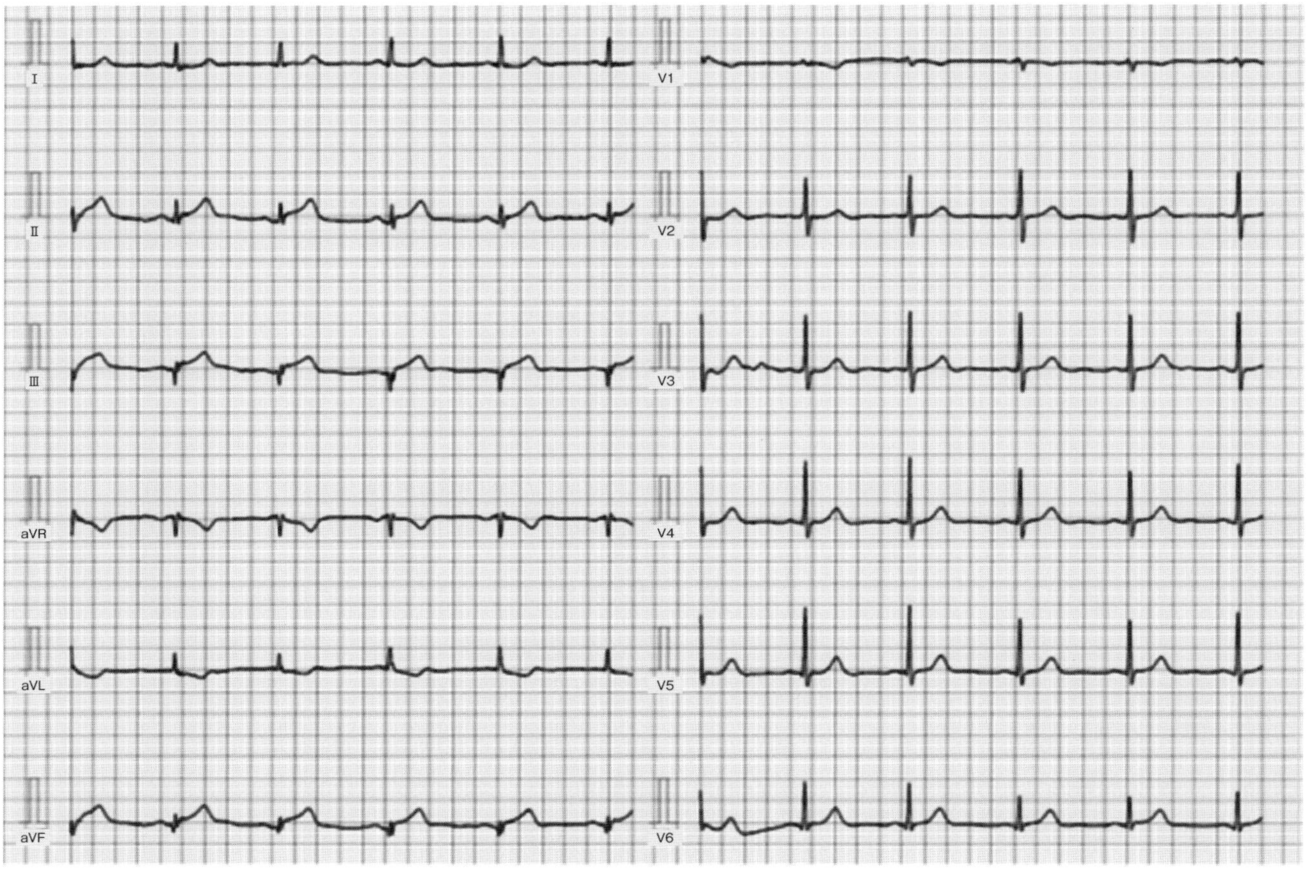

心拍数68／分の洞調律。Ⅱ、Ⅲ、aVFに明瞭なST上昇を認める。胸部誘導に鏡面像はない。

搬送後の経過 #1

搬送後症状は改善し、心電図のST上昇も消失したことから、冠れん縮の再発と診断し、内服薬を増量して帰宅とした。しかし、１か月後に再び胸痛が出現して救急要請し、再度心電図が伝送された（図２）。

図2 2回目の伝送心電図

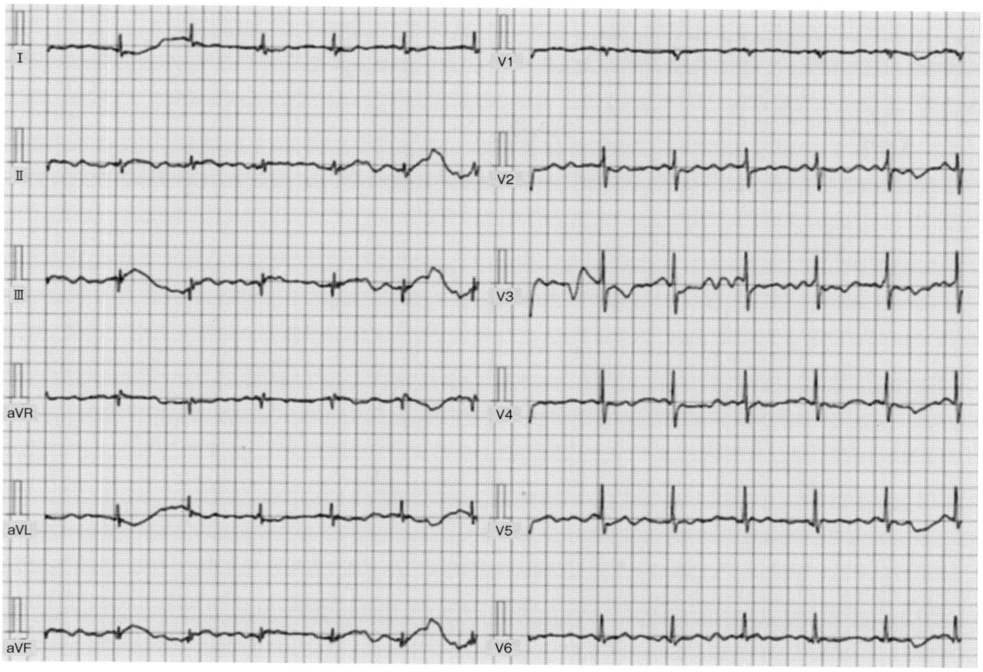

心拍数71／分の整脈で、おそらく胸痛による基線の揺れのため P波が不明瞭だが洞調律と思われる。波形の評価も難しいが、前回の心電図と比較すると V2-V6の T波が平低化していることが分かる。Ⅱ、Ⅲ、aVFの STはやや上昇しているのかもしれないが明らかではない。

搬送後の経過 #2

搬送中に血圧低下と一過性の徐脈を認めたことから入院を勧めたが、本人が入院を拒否したため、さらに薬剤を増量して対応した。その後症状の再発はなかったが、１週間後の再診時の心電図（図３）にて明らかな異常を認めたため、後日冠動脈造影を行った。結果は冠動脈に狭窄病変を認めず、左室収縮も正常であり、一連のイベントは重症の冠れん縮による狭心症と診断した。以後強力な薬物治療を継続し、胸部症状は消失したまま経過している。

図3 1週間後の心電図

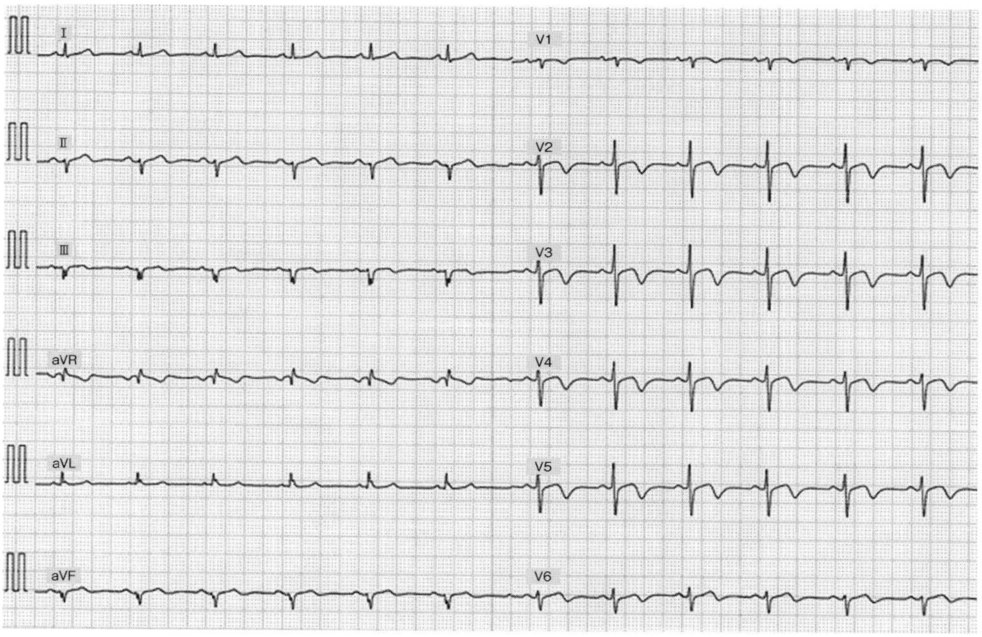

心拍数75／分の洞調律。V１-Ｖ５にかけて陰性T波を認め、前壁の虚血性変化が示唆される。Ⅱ、Ⅲ、aVFでQRS波が陰性の左軸偏位を示しているがST-Tの変化は見られない。

解説

本症例は異型狭心症による発作が重症化したものです。異型狭心症は冠動脈のスパスム（れん縮）が原因ですが、多枝にスパスムを起こすことがあり、これらの血管が一時的に閉塞すると、広範な心筋虚血によって致命的となることもあります。本例では右冠動脈と左前下行枝の両方にスパスムが起こった可能性が高く、危ないところでした。今後も複数の薬剤による治療が必須です。

14 失神と胸部不快で救急搬送された40代男性の心電図

先天性疾患の患者さんはそれほど多くありません。以下は、手術歴のある先天性心疾患の患者さんが失神発作を起こして救急要請されたときの心電図です。

症例

修正大血管転位のために専門病院にかかりつけであった。1か月ほど前から失神を繰り返すようになり、1週間前に同病院にて永久ペースメーカー植込み術が施行された。しかし、昼食後に再び失神発作が出現し、胸部不快感が続くため救急要請した。

図1 伝送された心電図 Case14

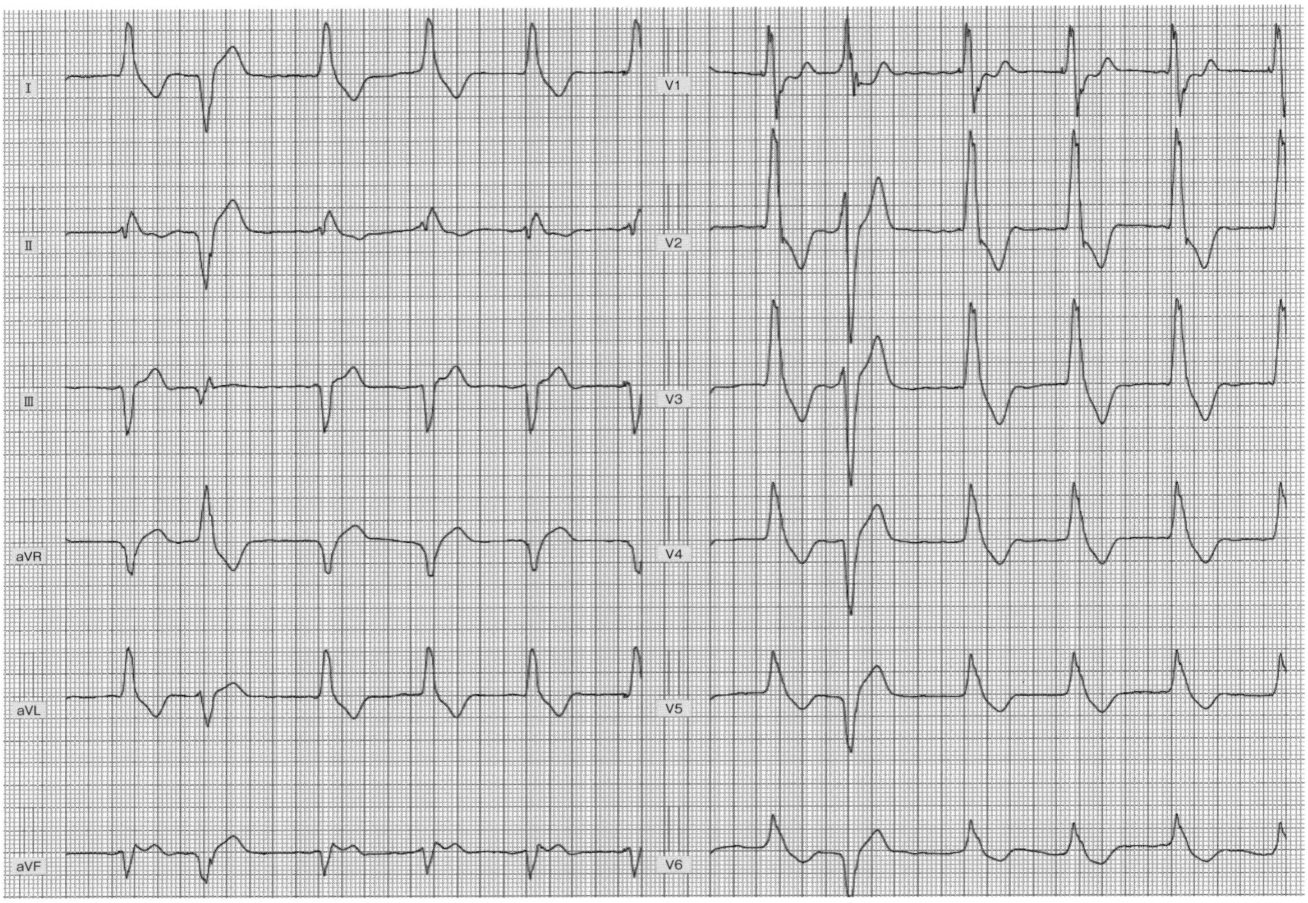

心拍数68／分の整脈だが、P波がなくQRS幅の広いことから心室性固有調律にも見える。しかし、よく観察するとV1のQRS波の前に小さいスパイクがあり、ペースメーカーリズムとわかる。2拍目は心室期外収縮である。

搬送後の経過

ペースメーカー留置後にもかかわらず失神発作を認めたことから、ペースメーカー作動不全を疑ったが、ペースメーカーに異常は見られなかった。ICUに収容して経過を見ていたところ、モニターにて非持続性心室頻拍（図２）が確認された。その後心室頻拍は頻発し、同時に胸部不快と一過性のめまいを伴っていたことから、失神の原因はこの心室頻拍によるものと診断した。

図2　ICUでのモニター心電図

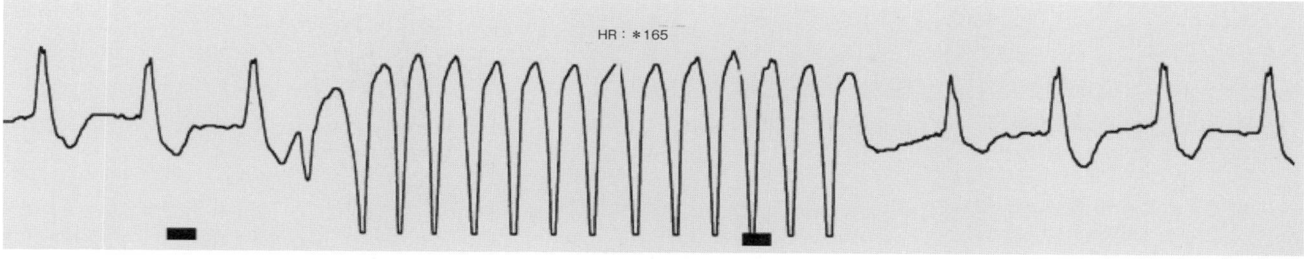

心拍数165／分の14連の頻拍発作で、QRS幅が広く、非持続性心室頻拍である。

解説

心臓性失神の原因の多くは徐脈性不整脈によるものですが、心室頻拍もめまいや失神の原因となります。失神をきたすような心室頻拍は心室細動に移行するリスクが高いことから、植込型除細動器の適応も念頭に治療を検討する必要があります。このような高リスクの心室頻拍は、陳旧性心筋梗塞や心筋症などの心機能障害を伴う心臓疾患を背景に発症することが多く、原疾患の治療も重要です。

もっと知って欲しい心臓病のココロ

ピンピンコロリのために何ができるか（第9回）

再発予防は悪魔との闘い

心臓病の再発予防は“運動を中心とした生活習慣の管理”が基本となります。前回は“運動”を中心にお話ししたので、今回は“生活習慣の改善”にフォーカスしましょう。

再発予防のためにすべきことは何かというと、①禁煙すること、②血圧を正常に保つこと※1、③悪玉コレステロールや中性脂肪を減らすこと※2、④血糖値をコントロールすること※3、⑤肥満を解消すること、⑥定期的に運動すること、などが挙げられます。「そんなことは知ってるよ！」とおっしゃるかもしれませんが、これらの項目をすべて実行し継続していくことは容易なことではありません。そもそもこれらが全部できる人なら病気にならなかったはずなのです。

57歳のHさん、急性心筋梗塞で入院しましたが、一命をとりとめて退院し職場に復帰しました。それまで健康診断で異常を指摘されても無視してきたHさんですが、さすがに心を入れ替え、必要な薬を欠かさず内服してデータ管理に努め、食事内容を見直し、タバコも止め、週2回1時間のジョギングを行うことを続けた結果、体重10kgの減量に成功し、血圧は正常化、血糖値もコレステロール値も基準値内にコントロールされて、体調も良好になりました。素晴らしい！　ここまでの努力は並大抵のものではなかったでしょう。

でも、残念ながら「めでたしめでたし」、というわけにはいきません。しばらくすると、「そろそろちょっとくらい手を抜いても大丈夫だよ！」という“悪魔のささやき”が聞こえてくるのです。ここが正念場。手ごわい悪魔との闘いに打ち勝つことこそが再発予防の秘訣です。皆さんも、“悪魔のささやき”に負けない強い意志の力で“ピンピンコロリ”を勝ち取りましょう。

※1　目標値は自宅血圧135／85mmHg未満
※2　目標値は悪玉（LDL）コレステロール70mmHg未満
※3　目標値は糖尿病HbA1C7.0%未満

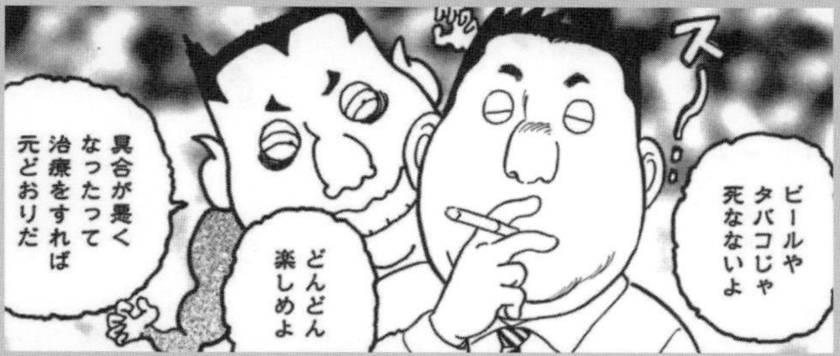

一色高明著「ストーリーでよくわかる急性心筋梗塞」エクスナレッジ刊より

15 胸痛発作で救急搬送された70代男性の心電図

狭心症の原因は動脈硬化だけではありません。以下は、高齢の慢性腎不全患者に発症した胸痛発作時の心電図です。

症例

糖尿病性腎症による慢性腎不全で近医に通院中の高齢男性。4年前に不安定狭心症で入院し冠動脈バイパス術を施行されている。夕食後に胸痛が出現したため救急要請した。

図1 伝送された心電図 Case15

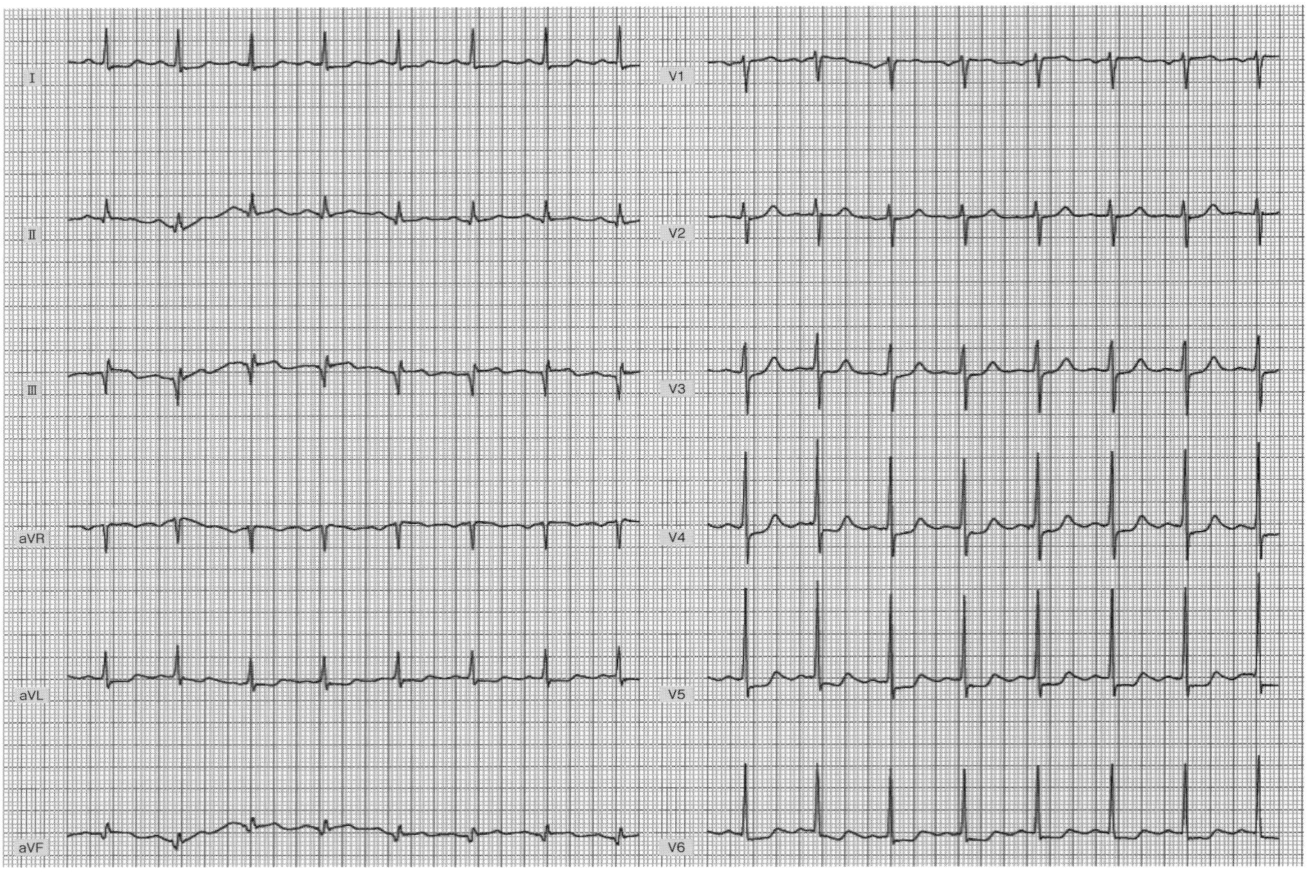

心拍数96／分の洞調律。Ⅲ、aVFでQ波を、ⅢではごくわずかなST上昇を認め、V4-V6に明瞭なST下降を認める。

搬送後の経過

冠動脈バイパス術の既往と心電図変化から急性冠症候群の可能性が高いと考えられたが、心筋梗塞を示唆する血液所見はなかった。腎不全の進行と高度の貧血とを認めたことから、輸血と冠拡張薬、利尿薬などの薬物治療で保存的に対処したところ、胸痛は消失した。

図2　2か月後の心電図

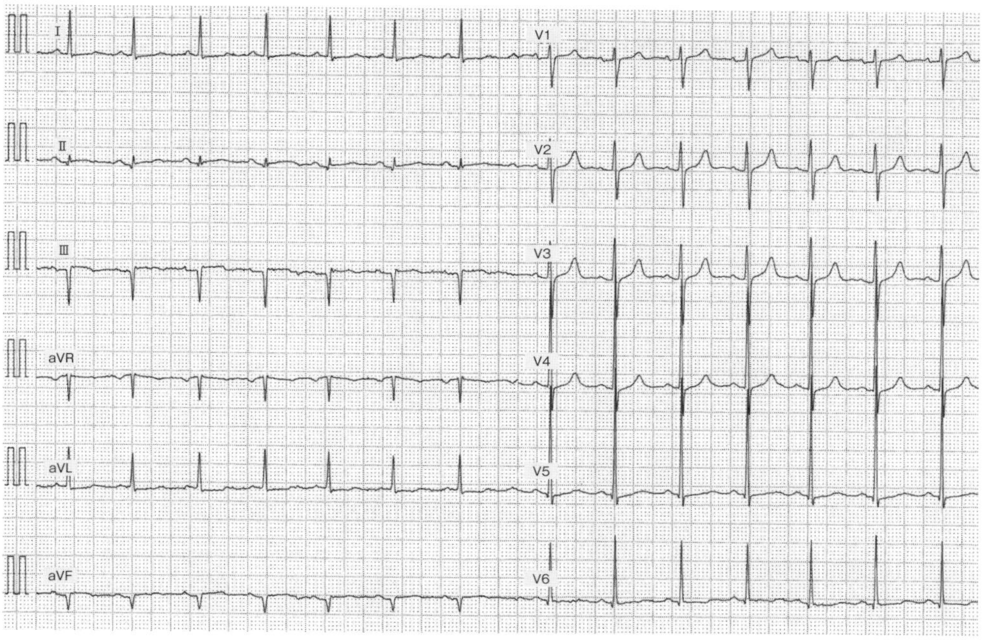

心拍数88／分の洞調律。搬送時に見られた前胸部誘導のST低下はほぼ消失している。Ⅲ、aVFのQ波は今回のエピソード以前から存在しており、陳旧性下壁心筋梗塞と考えられる。

解説

心筋虚血は冠動脈狭窄や閉塞だけでなく、血液中の酸素濃度の低下や貧血による酸素運搬能力の低下、頻脈などの酸素需要の増加なども重要な要因です。本例では冠動脈バイパス術の既往があることから、冠動脈疾患の再発による胸痛が強く疑われましたが、治療経過から高度の貧血や腎不全による心負荷の増加が心筋虚血をもたらしたと判断されました。本例はその後に血液透析が導入され、4年後の現在まで狭心症の再発なく経過しています。

もっと知って欲しい心臓病のココロ

ピンピンコロリのために何ができるか（第10回）

極意は“体を動かすこと、歩くこと”

“如何にしてピンピンコロリを実現するか”は、高齢化社会の真っただ中にある日本にとっての大きなチャレンジでもあります。健康に老いる方法は何か、まだ明確な答えはありませんが、コラムではそのヒントとなる話を取り上げて来たつもりです。

いくら気を付けていても病気は不意に襲ってきます。たとえ病気にかかったとしても、素早く行動してダメージを最小に食い止めることができるように、知識の整理と心の準備をしておきましょう、ということもお話ししてきました。世の中にはたくさんの情報が流れています。早朝にテレビをつけると、どこのチャンネルでもサプリメントや健康機器のコマーシャルばかりです。“どこかが痛い”とか“息切れがする”などの症状に効くというだけでなく、“動脈硬化”や“老化”をないものにしてしまえるかのような、甘い言葉でその気にさせるものが多いように思います。そもそもそんなに有効なものなら正式に医療の現場で認可されているはずです。サプリメントにも一定の効果があることを否定はしませんが、過度の期待はしないほうが無難です。

本当に重要なことは何か。月並みですが、タバコを吸わない、暴飲暴食をしない、運動（歩く・走る・泳ぐなどの有酸素運動）を欠かさない、血圧と血糖と脂質の管理をする、肥満を避ける、これらを心がけることが最も効率よく動脈硬化を予防し、病的な老化を防ぐのです。“面倒なので、できるだけ楽をしながらピンピンコロリがいい”というのはいささか虫が良すぎるのではないでしょうか。

どのような人生を送るかは自分が決めること、他人にはあなたの痛みはわかりません。日々体を動かし、食事を楽しみつつ、何事にも積極的な生活を送ることを心がけてください。そして必要な場合には、信頼できる医師のもとで必要最小限の薬を服用するようにしてください。医師の忠告よりも隣のおばさんの話を信用するようなマネだけはやめましょう。繰り返しますが、ピンピンコロリの極意は“体を動かすこと、歩くこと”に尽きると思います。「なせば成る なさねば成らぬ何事も 成らぬはひとのなさぬなりけり」という、旧米沢藩主の上杉鷹山のことばをお送りし、皆様がピンピンコロリを実現されることをお祈りしつつ、このコラムを閉じたいと思います。

16 胸痛発作で救急搬送され、搬送前に心電図伝送が3回行われた60代男性の心電図

急性心筋梗塞の心電図はST上昇が典型的ですが、時には判読が難しい場合があります。判読が難しいだけでなく、さらに複雑な心電図の推移を示した症例を解説します。

症例

これまで特に既往歴のない60代男性。夕食後に突然胸痛が出現し、治まらないため救急要請した。

図1 伝送された心電図 Case16 #1

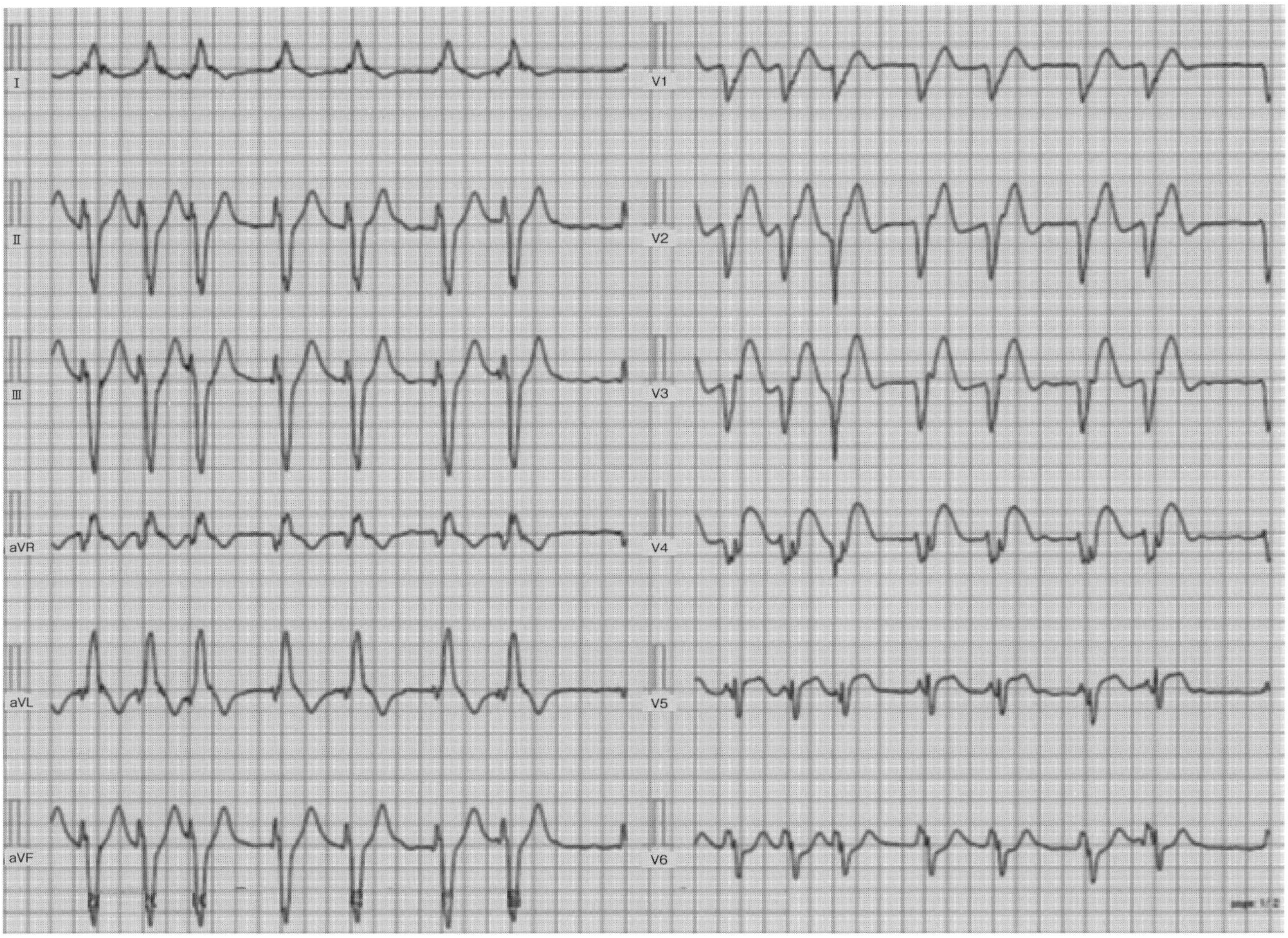

心拍数105／分の頻脈。RR間隔がバラバラで心房細動である。幅広いQRSと左軸偏位を認め完全左脚ブロック波形を示しており、やや分かりにくいがV3-V5でST上昇を認める。

伝送後の経過

この心電図を伝送した後に突然徐脈となったため、再度心電図を記録した。

図2 伝送された心電図 Case16 #2

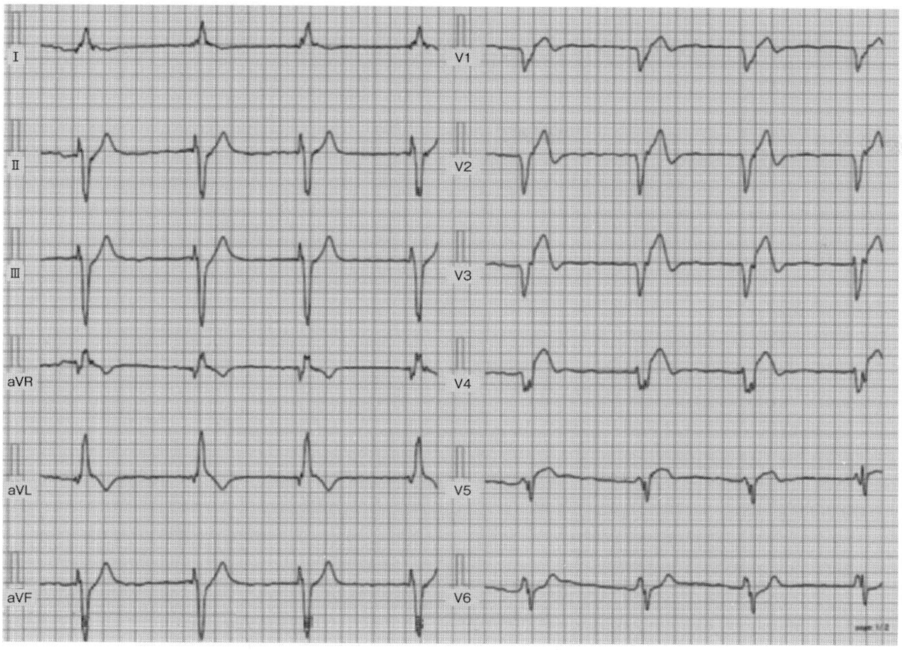

心拍数42／分の徐脈である。整脈だがP波は確認できず、完全房室ブロックと考えられる。しかし、基本波形は左脚ブロックで前回のものと変化なく、房室結節性調律（脚よりも上位でのブロック）の可能性が高い。その後にさらに徐脈が進行したため、再び（3回目）心電図が伝送された。

図3 伝送された心電図 Case16 #3

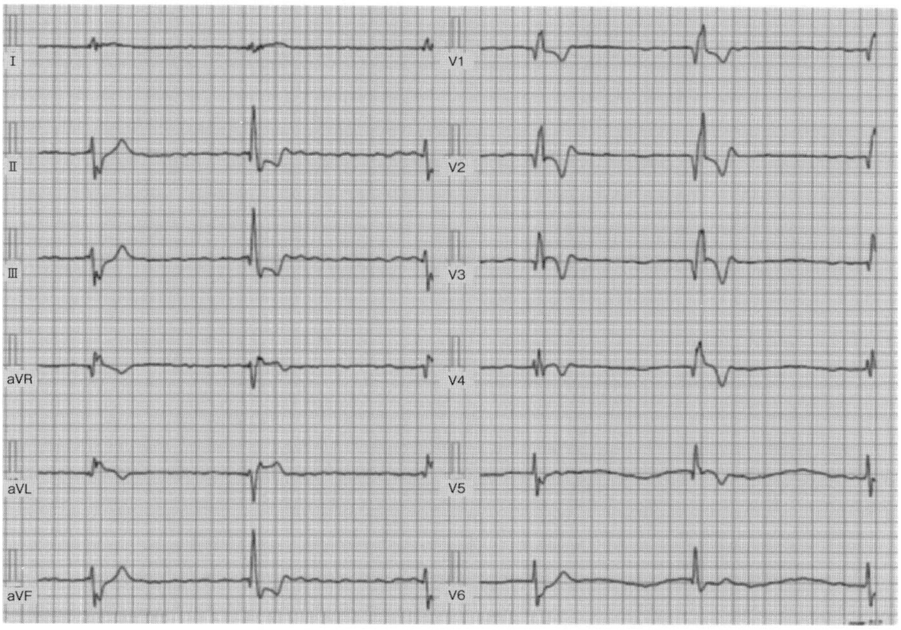

心拍数30／分前後の完全房室ブロックである。2回目よりも徐脈が高度となり、波形も右脚ブロック型に変化していることから、更に下位の脚部からの調律と判断される。

搬送後の経過

胸痛が持続し、ショックを伴う高度の徐脈を示していたため、体外式ペースメーカーを挿入して緊急冠動脈造影を行ったところ、大きな左前下行枝近位部が完全閉塞していた。ステント留置にて再灌流が得られたが、広範前壁心筋梗塞による心機能のダメージは大きく、心不全のため10日後に死去した。

解説

胸痛患者に左脚ブロックを認めた場合には急性冠症候群を疑う必要があります。左脚ブロックがあるとST変化が判定しにくくなるため、症状や理学所見、血液所見を参考に診断し、少しでも疑いがある場合には冠動脈造影をためらってはなりません。また、心筋梗塞に伴う完全房室ブロックの多くは右冠動脈の閉塞による下壁梗塞でみられますが、左冠動脈の閉塞に伴う場合には予後不良が示唆されます。本例のように完全房室ブロックの部位が短時間の間に変化することは稀で、貴重な記録です。

17 胸痛発作で救急搬送された70代男性の心電図

胸痛患者の救急現場での12誘導心電図記録は、病状の把握や搬送の準備の中での機械のセットアップ等で大変です。そんな時にも細心の注意が必要です。

症例

これまで大きな病気のなかったの70代男性。早朝に胸痛が出現し、30分ほど様子を見ていたが改善しないため救急要請した。現場到着時胸痛は持続していた。

図1 伝送された心電図 Case17 #1

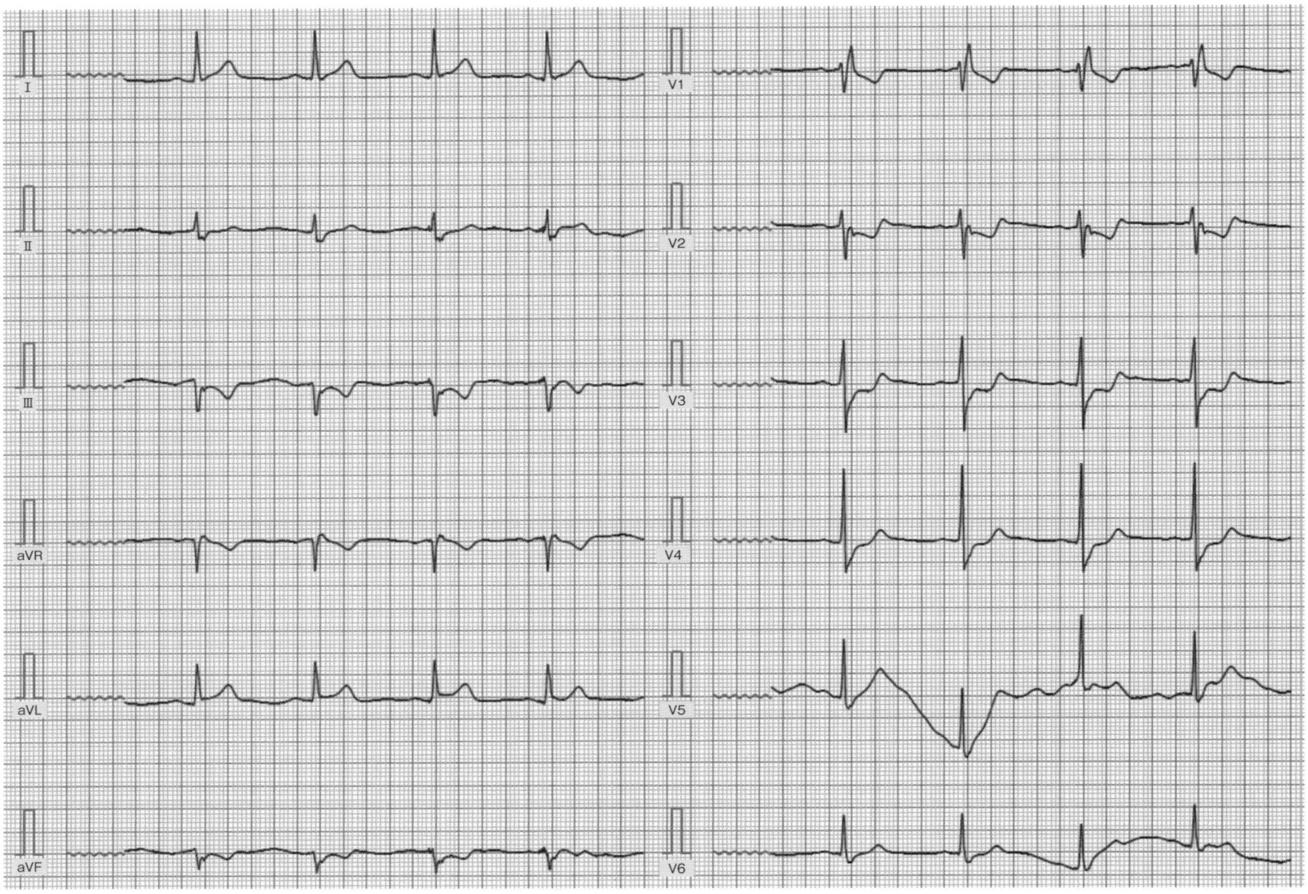

心拍数60／分の洞調律。右脚ブロック波形を示し、Ⅲ、aVFで Q波と ST低下、陰性T波を、V2-V4で ST下降を認める。

伝送後の経過

心電図は非定型的で、特にⅢとaVFの波形に違和感があったため、電極の位置の確認を指示したところ左の上下肢の電極を逆に貼付していたことが判明した。再送された心電図を図2に示す。

図2 伝送された心電図 Case17 #2

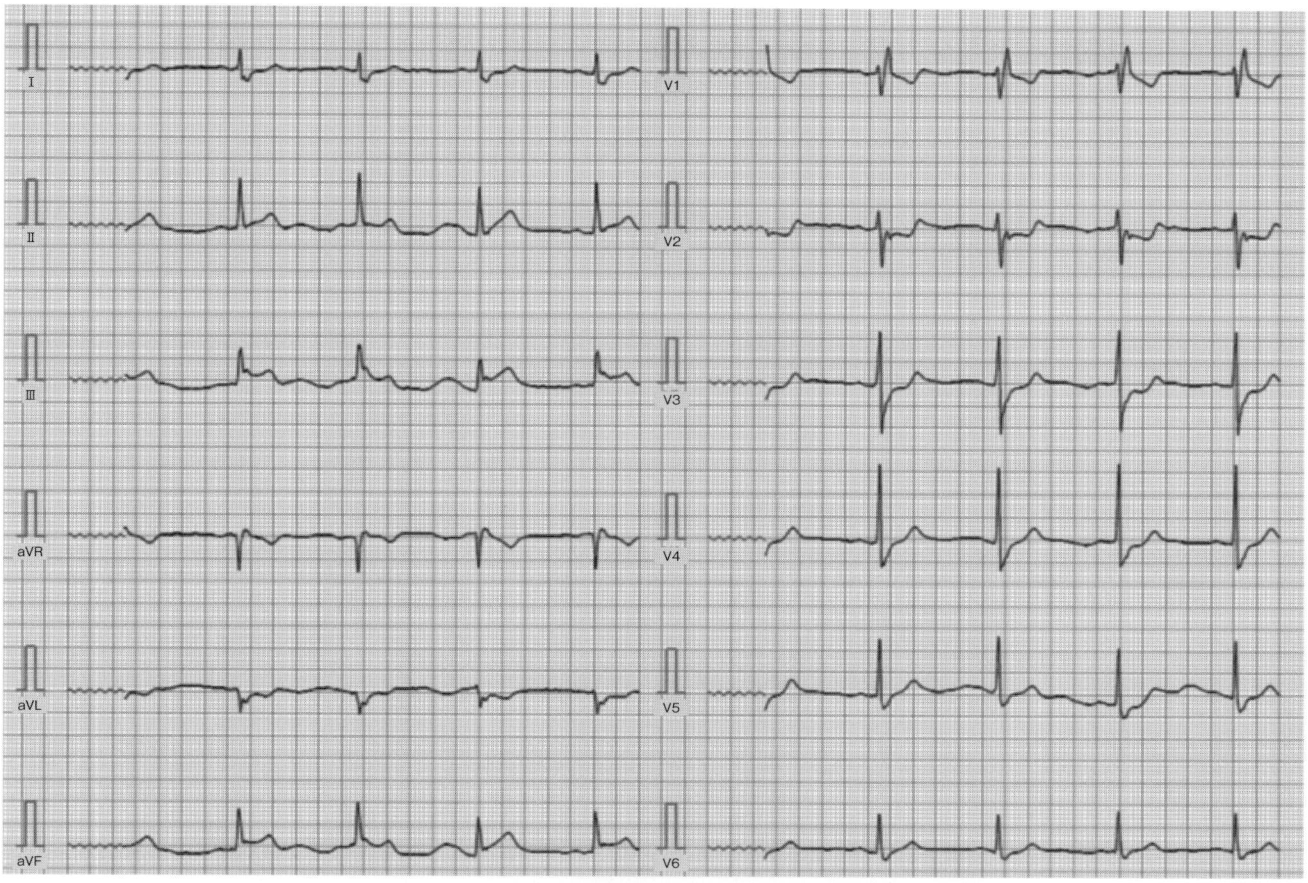

肢誘導でⅡ、Ⅲ、aVFでSTが上昇しており、胸部誘導には鏡面像としてのST低下を認める。下壁の急性心筋梗塞を示唆する所見であった。

搬送後の経過

緊急冠動脈造影にて右冠動脈の閉塞を認め、ステントが留置された。患者は10日後に軽快退院となった。

解説

電極部位の間違いは稀ですが、記録を焦っているときや、慣れてきた頃のうっかりミス等、忘れた頃にやってきます。一方、伝送を受ける医師側にもこれに気付くには一定の読影経験が必要です。病状から心筋梗塞の可能性が高いと想定して心電図を見ることも参考にはなりますが、症状は必ずしもあてになりません。記録時の指差し確認を徹底しましょう。

救急車からの
12誘導心電図伝送を支えるシステム

12誘導心電図は、一分一秒を争う救急車やドクターカー、ドクターヘリから伝送されてくる。そこで求められるのは、救急隊員がどのような状況下においても正確に、素早く心電図をとって伝送できること、受け手の医療者はインターネットにアクセスできればどこにいても閲覧できることである。さらに複数の医療者が同時に閲覧でき、セキュリティーは万全でなければならない。それらの課題を解決し、開発されたものが「クラウド型12誘導心電図伝送システム・SCUNA（スクナ）」である。

SCUNA開発の背景

12誘導心電図は特に急性心筋梗塞など循環器疾患の診断に必要不可欠である。この病の治療における最大のポイントは、病院到着から治療まで（Door to Balloon Time）のスピードだ。時間短縮という命題に臨むべく、2009年、東京大学とNTTドコモは東京大学大学院医学系研究科に「健康空間情報学講座」を設置し、「クラウド型12誘導心電図伝送システム」の開発に着手する。研究を主導したのは、藤田英雄特任准教授（現・自治医科大学附属さいたま医療センター副センター長・循環器内科主任教授）である。このシステムを活用すれば、患者が病院に到着する前にカテーテル治療の準備ができるほか、早朝や深夜などに院外スタッフを招集する際にも素早く対処できる。実証実験ではDoor to Balloon Timeが約30%短縮されることが確認された。

社会実装を目的とした開発は、循環器分野の医療機器販売や、医療・介護分野で医療機器とのサーバー連携をビジネス展開していたメハーゲングループが担うこととなった。複雑な操作をすることなく、心電図伝送をワンタッチで行う設計を施したアプリが開発され、「クラウド型12誘導心電図伝送システム・SCUNA（スクナ）」が誕生したのである。

SCUNAの名称は、古事記や日本書紀にも登場する医薬の神スクナビコナ（少名毘古那神、少彦名神）にちなんで命名された。ロゴマークの青色とオレンジ色は救急隊の制服の青と消防隊の制服のオレンジを表現し、Sの字に施された青とオレンジは消防と医療機関の連携をイメージしている。医薬の神が救急救命の現場を支えるという決意が込められているのである。

SCUNAのシステム概要

SCUNAはクラウド型のシステムである。救急隊員がとった12誘導心電図はモバイルネットワーク経由で、クラウドサーバーに格納される。使用回線は広いエリアをカバーし、住宅密集地でも通信スピードを維持できる携帯電話の回線を使用、医療者はインターネットにアクセスできる環境下ならば、どこにいてもタブレットやPCで閲覧し、診断をくだせる。病院に待機している必要はないため、オンコールの際も自宅で閲覧できるのだ。しかも複数の端末から同時に閲覧することも可能。気になるセキュリティー面は、送信元からアクセスできるのは、アクセス権を与えられた医療機関のみで2段階認証が設定されている。

伝送できるのは12誘導心電図だけではない。カメラ機能で撮影した高解像度の静止画や動画の有用性も高い。外傷の状況は救急専門医、バレー兆候など脳卒中の症状を伝える動画は、脳神経領域の専門医に活用されている。また、お薬手帳のデータや、GPS機能による位置情報も表示できる。

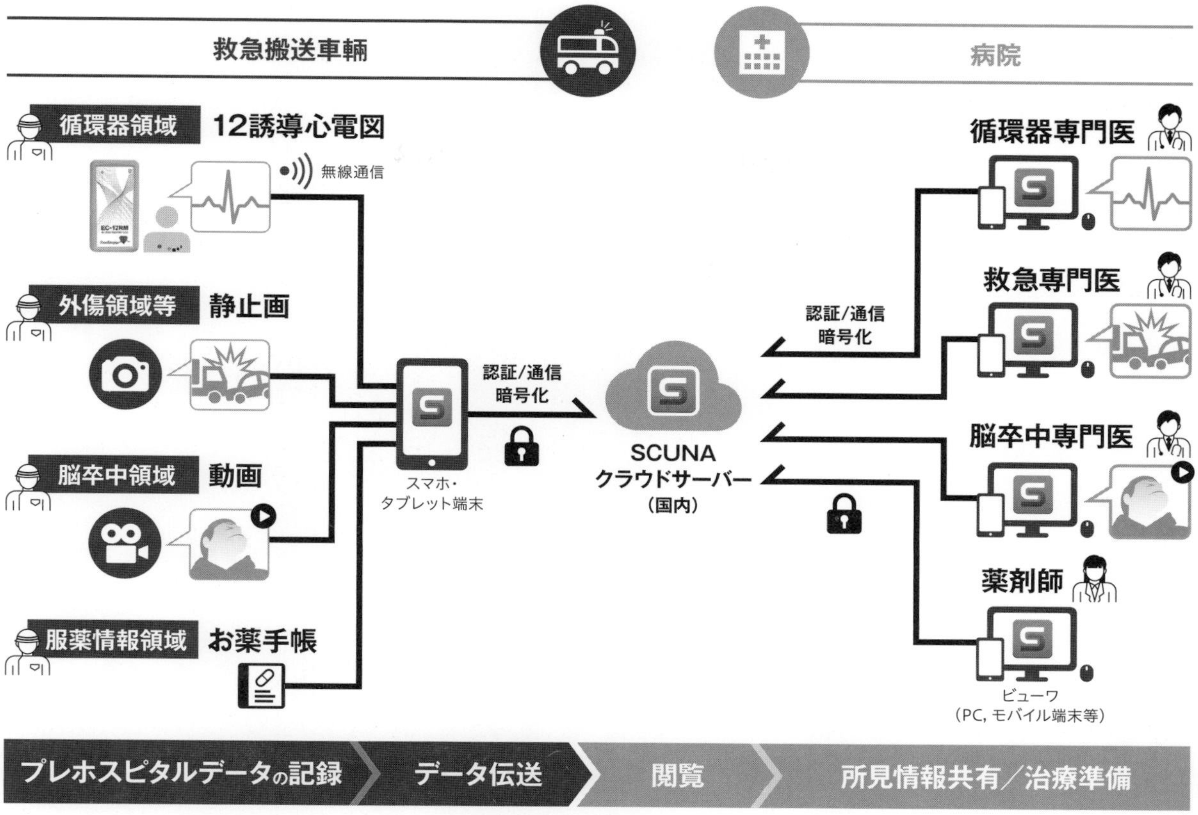

SCUNAの機材

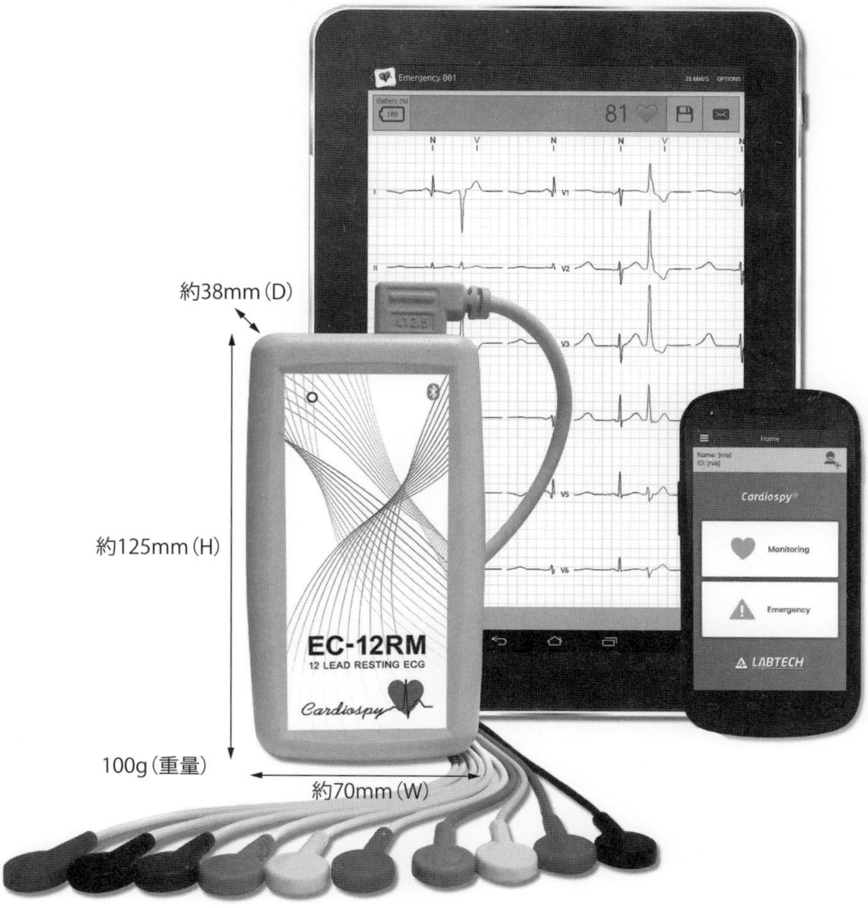

救急現場で活用するには、小型・軽量化は重要である。送信用の機材は心電計とタブレット端末のみ。心電計はメハーゲングループのLabtech社製で、本体は約幅70×高さ125×奥行38mm、質量は100gとコンパクトだ。単三乾電池2本で稼働し、バッテリー満充電で未使用の状態から約48時間稼働する。Wavelet変換技術により走行中の車や体の揺れによるノイズに強く、鮮明で安定した心電図波形を表示できる。心電計とタブレットはBluetooth接続なので、患者の体から離れたところでもタブレット操作をすることが可能だ。ちなみにSCUNA専用アプリのインストールはiOSもAndroidも可能である。

閲覧には、標準的なWebブラウザーを使用することもでき、PC、タブレット、スマートフォンとデバイスを選ばない。

SCUNAからの12誘導心電図

表示されるのは、標準的な2列6行の12誘導心電図で、画像ではなくmferデータとしてクラウドサーバー経由で伝送されるため、データ量が小さいのが特徴である。閲覧時には、誘導別の表示や拡大縮小、設定したゲージより大きく上昇したST波の強調表示が可能となっている。病院内でとる12誘導心電図と同レベルの鮮明さだ。

閲覧した心電図は、他のデータと共にPDFファイルとしてダウンロードできるようになっている。

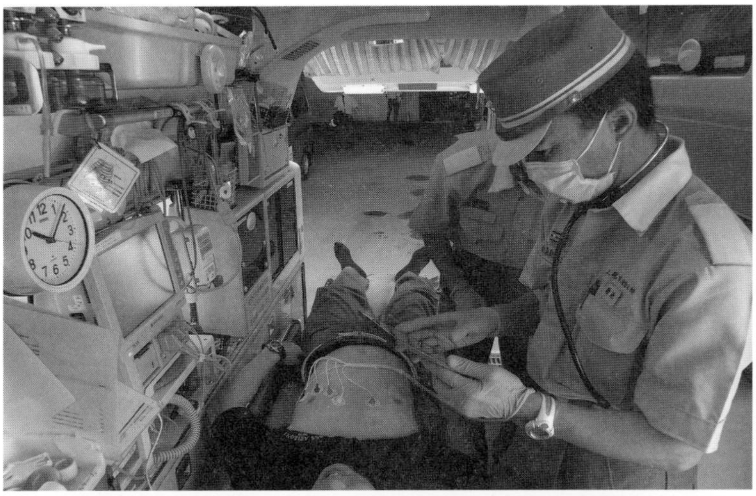

SCUNAの機材は小型・軽量で持ち運びもしやすいので、車輌から持ち出して傷病者のいる現場で心電図をとることが可能（上尾市消防本部：埼玉県）。

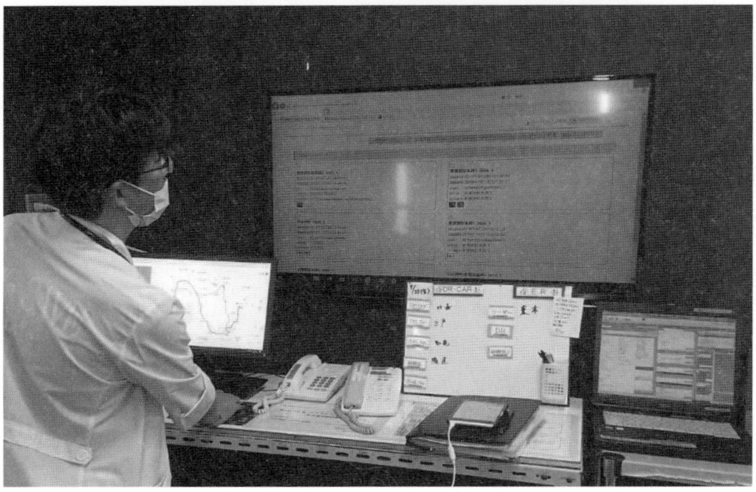

医師は病院にいながら12誘導心電図や画像・動画から患者の情報を読み取り、病院到着後の治療に備えることができる（ハートライフ病院：沖縄県）。

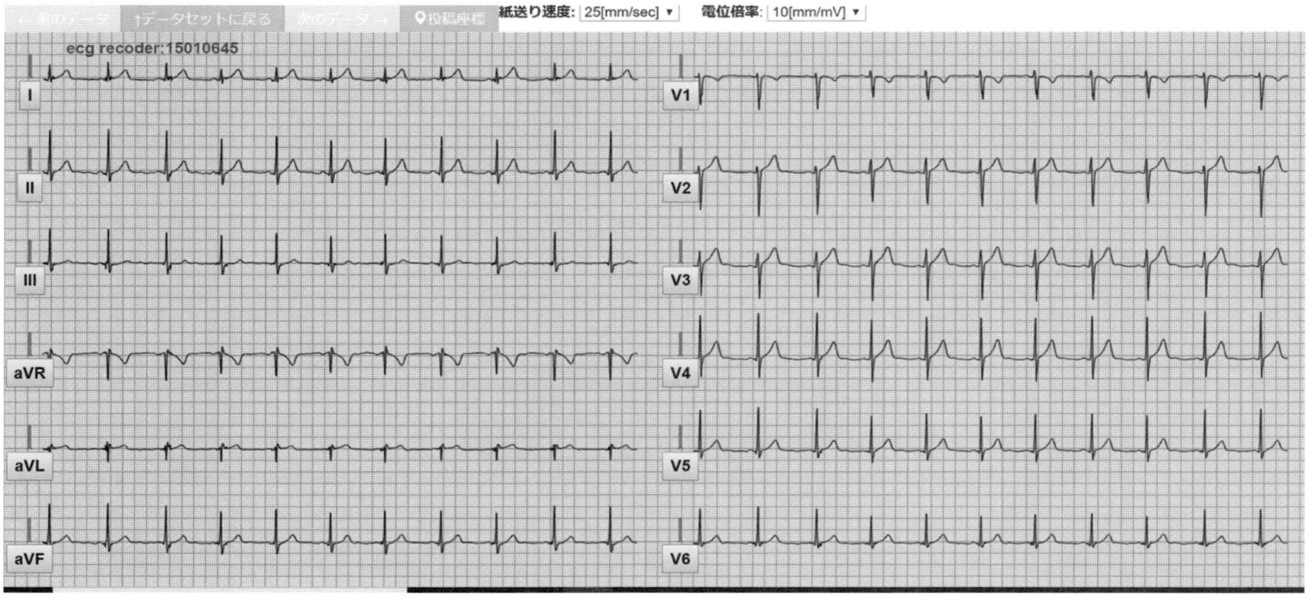

SCUNAからの12誘導心電図は、車輌の揺れや体の動きによるノイズが極めて少なく、鮮明で診断しやすい。

SCUNAアプリからの送信・受信

送信

Ⓐ 搬送先病院選択
搬送先病院を複数事前に登録し、送信時に選択する（登録のない送信先には6桁のアクセスキーの受け渡しでも可能）。送信先病院のみにデータ閲覧権限が与えられる。複数病院をグループングし、閲覧権限を付与することも可能。搬送病院にはデータの新着が通知される。アプリはバッジや端末の通知機能で、ブラウザではメールにより新着通知を受け取れる。

Ⓑ スタンプ機能
観察内容として頻度の高い「胸痛」「末梢」「徴候」はスタンプとして送れる。

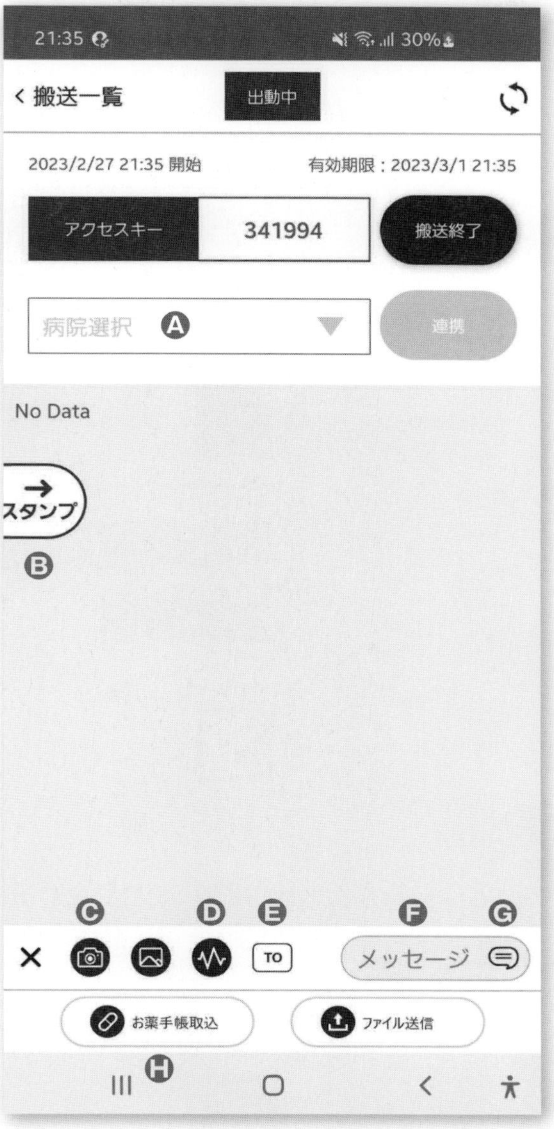

Ⓒ 動画・静止画を撮影・送信
アプリ内のカメラや通信端末のカメラ機能で撮影した動画・静止画を送信する。動画は通信インフラによる送信遅延を予防するため30MBのサイズ制限がある。

Ⓓ 12誘導心電図を送信
心電図アイコンから、ワンタッチで12誘導心電図を送信する。

Ⓔ メンション機能
心電図や画像、テキストメッセージを特定の相手を指名して送る。

Ⓕ テキストメッセージ送信
チャット形式のインターフェイスで、搬送中に医療機関とコミュニケーションがとれる。

Ⓖ 定型文入力機能
事前に登録した文章や共有したい情報項目を表示させ、追記できる機能。施設アカウントごとに追加や編集ができる。

Ⓗ お薬手帳データ送信
患者のお薬手帳をアプリ内のカメラで撮影することで、OCR機能によりテキスト変換されたデータを送信できる。テキストはQRコードとしても出力でき、外部のリーダーで読み込めば、ネットワークに接続せずにデータを引き渡せる。

受信

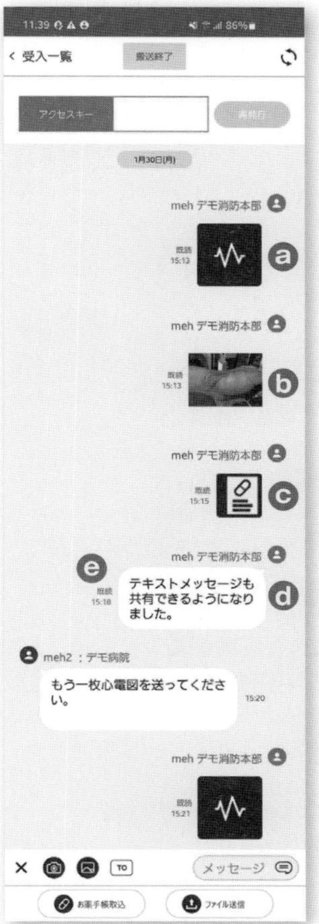

ⓐ 12誘導心電図を閲覧

ⓑ 動画・静止画を閲覧

ⓒ お薬手帳テキストデータ表示

ⓓ テキストメッセージを表示

ⓔ 未読・既読を表示

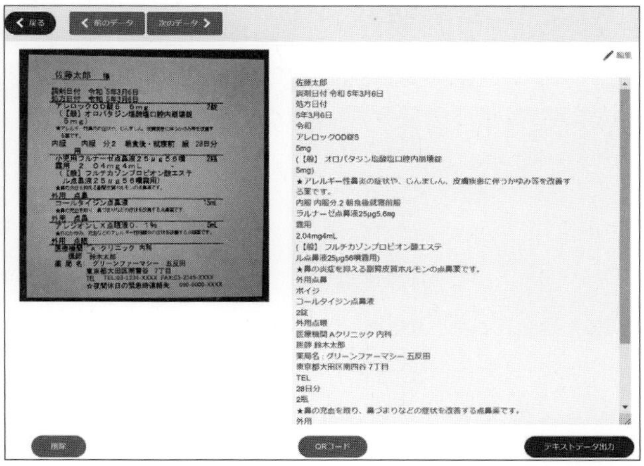

SCUNA-Webブラウザー版閲覧用サイトでの受信

Ⓐ データ連携先病院の先行登録指定
病院間連携の際、閲覧中のデータを事前登録した他の病院と共有できる。

Ⓑ 送信データごとの送信位置情報表示
心電図や画像などそれぞれのデータが送信された場所がわかる。

Ⓒ 搬送後の通過経路表示
搬送終了後、救急車が通過した経路を地図上に表示できる（Webのみ）。

Ⓓ 伝送データのダウンロード
患者ごとにZipファイルにしてダウンロードできる。

Ⓔ 12誘導心電図を閲覧
アイコンを選択して閲覧。PDFファイルとして出力・印刷できる。

Ⓕ 動画・静止画を閲覧
外傷の状況判断に有用な画像は救急専門医、バレー徴候など脳卒中領域の症状伝達に有用な動画は、脳神経領域の専門医などに活用されている。

Ⓖ お薬手帳テキストデータ表示
送信されたお薬手帳データをテキストとして表示し、元画像と対比して変換違いを編集できる。保存後のテキストデータはQRコードとして出力可能。電子カルテ端末など、他の端末からインターネットを経由せずにテキストデータを引き渡せる。

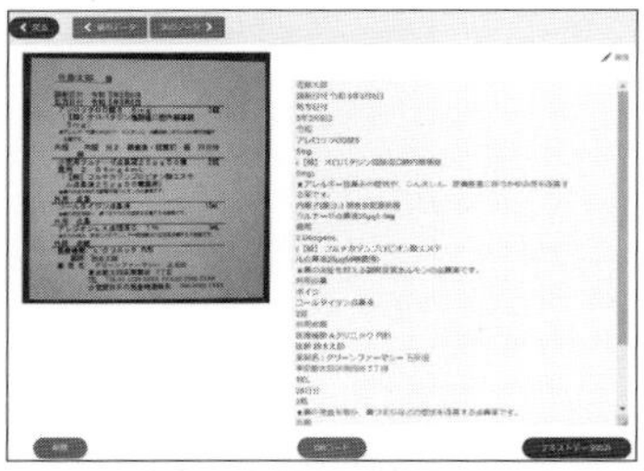

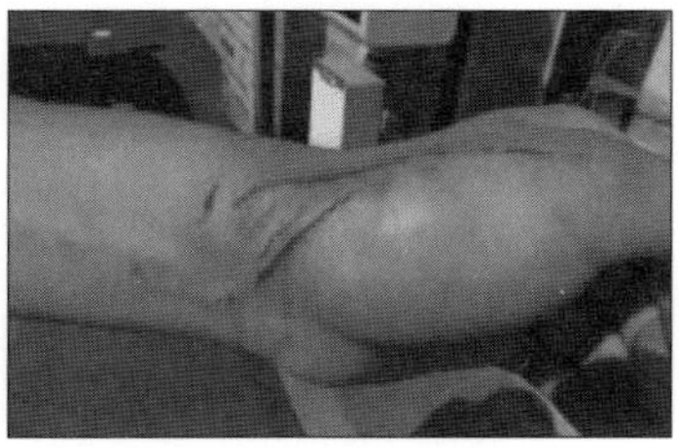

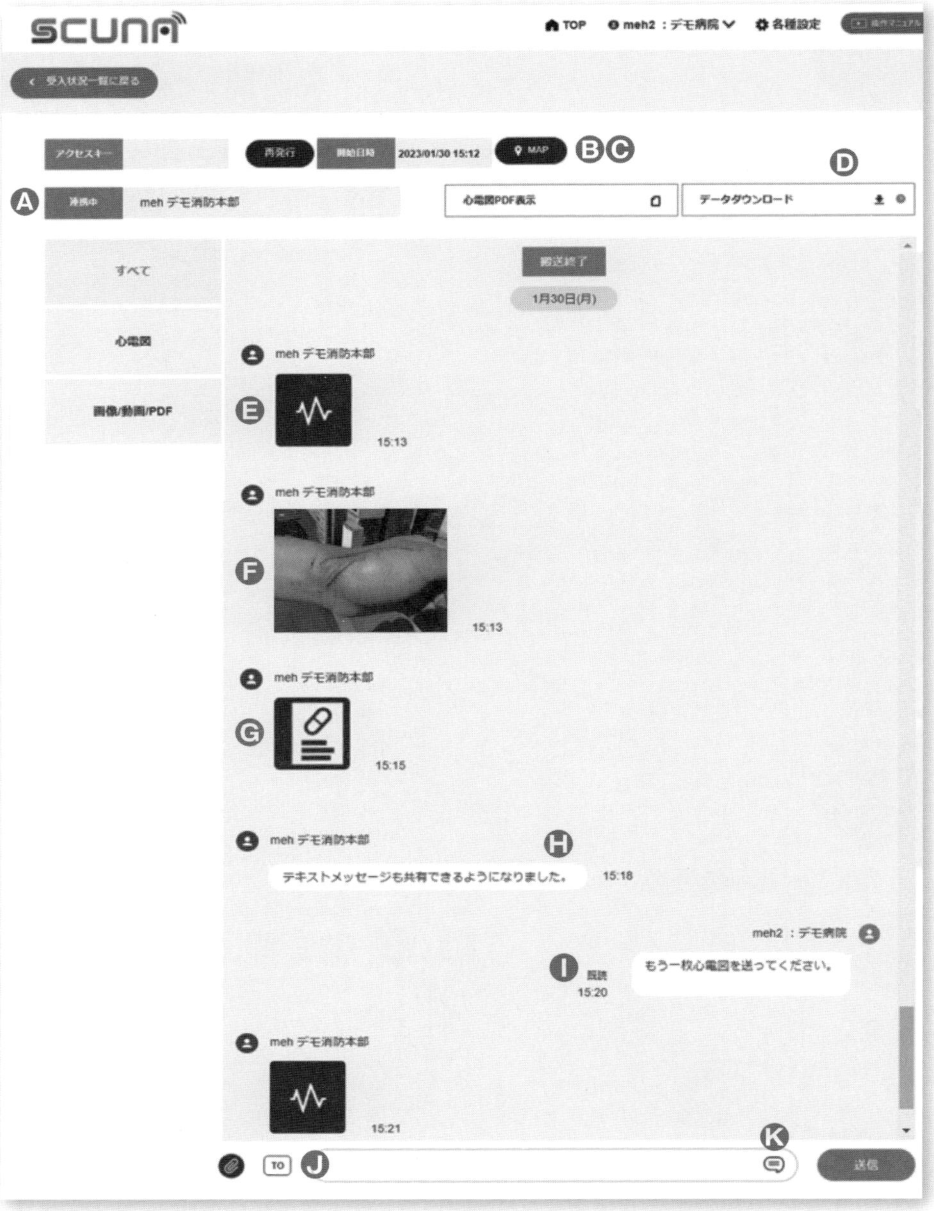

Ⓗ テキストメッセージを表示
チャット形式のインターフェイスで、搬送中にコミュニケーションがとれる。

Ⓘ 未読・既読表示機能
送信先が未読か既読かを確認できる。

Ⓙ メンション機能
心電図や画像、テキストメッセージを特定の相手を指名して送る機能。指名者以外も閲覧は可能。

Ⓚ 定型文入力機能
事前に登録した文章や共有したい情報項目を表示させ、追記できる機能。施設アカウントごとに追加や編集が可能。

■その他の機能

統計機能
各データの件数を集計したデータやログデータを確認できる。送信、閲覧したデータをCSVで出力可能。

組織内管理者機能
Web上の管理権限保有者は、契約した組織のアカウント内にユーザーごとに割り振れるアカウントを作成できる。

ダウンロードデータ権限
管理権限保有者は、個別アカウントに対してダウンロード制限や閲覧制限の設定が可能。

SCUNAの導入

SCUNAは17都道府県、約300の施設で運用されている（2023年3月現在）。現状、導入への道筋は大きく「行政主導」と「病院主導」に分けられる。

「行政主導」では自治体が予算化し、消防本部にて購入する。住民サービスの公平性を鑑み、救急車全台に配備するケースが多い。また、病院が購入し、消防本部に貸し出すという形で先行運用を始め、救急車更新のタイミングで自治体が予算化するというケースもある。

一方、「病院主導」では病院が購入して近隣の消防へ貸し出す方法がとられる。こちらの事例では全台配備は難しく、運用台数は病院が決めることになるが、より緊急性の高い地域に優先配備されているのが実情だ。病院の購入ではドクターカーやドクターヘリに搭載し、近隣消防からの心電図も閲覧可能、というケースも多い。

また、現在1事例であるが、折衷案として、消防と病院で費用を按分しているケースもある。初期費用、固定費、月額費用などを分担して運用している。

どのケースも救急救命のために最善を目指し、早期の運用のために尽力していることに変わりはない。支えるシステム開発側も、より使いやすいインターフェイスの作成や位置情報機能・統計機能、より安心できる病院選択機能のための改良、お薬手帳をテキスト化して伝送する機能の追加など、年々アップグレードしている。SCUNAを取り巻く環境は常により良い未来を目指しているのである。

SCUNAの活用地域

● 消防本部・行政主導
■ 病院主導
▲ ドクターカー
△ ドクターヘリ
★ 協議会等
□ その他（院内利用、病院間利用）
（2023年3月現在）

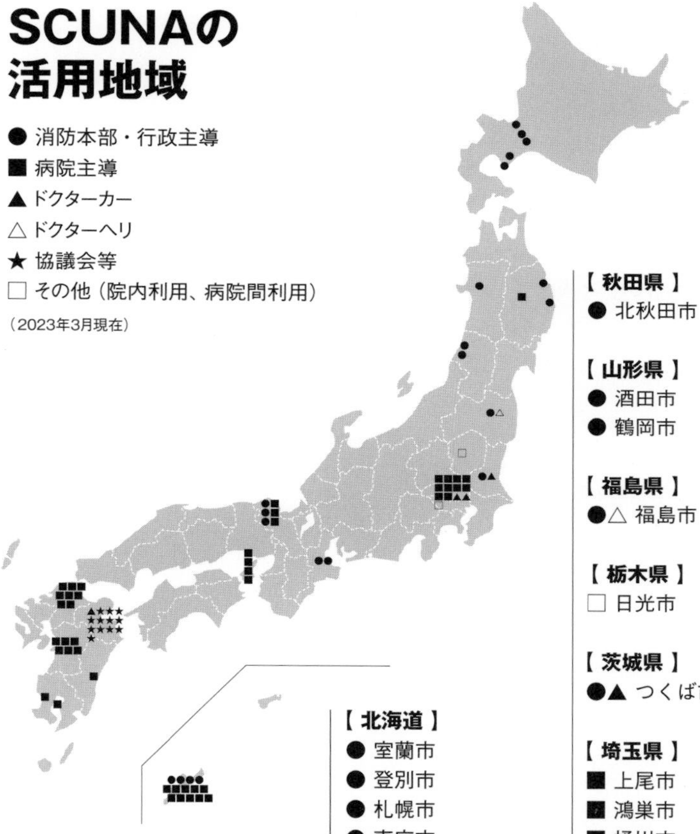

【北海道】
● 室蘭市
● 登別市
● 札幌市
● 恵庭市
● 千歳市、他

【岩手県】
■ 盛岡市
● 宮古市
● 久慈市、他

【秋田県】
● 北秋田市

【山形県】
● 酒田市
● 鶴岡市

【福島県】
●△ 福島市

【栃木県】
□ 日光市

【茨城県】
●▲ つくば市

【埼玉県】
■ 上尾市
■ 鴻巣市
■ 桶川市
■ 北本市
■ 春日部市
■ 越谷市
■ 加須市
■ 久喜市
■▲□ さいたま市
▲ 川口市
■ 北足立郡伊奈町

【三重県】
● 津市
● 名張市

【京都府】
●■ 宮津市
●■ 与謝郡伊根町
●■ 与謝郡与謝野町

【兵庫県】
■ 洲本市
■ 淡路市
■ 西脇市
■ 多可郡多可町、他

【福岡県】
■ 行橋市
■ 豊前市
■ 古賀市
■ 京都郡苅田町
■ 糟屋郡粕屋町
■ 糟屋郡新宮町
■ 糟屋郡宇美町
■ 糟屋郡須恵町、他

【熊本県】
■ 熊本市
■ 宇城市
■ 宇土市
■ 下益城郡美里町
■ 上益城郡御船町
■ 上益城郡嘉島町、他

【大分県】
▲★ 大分市
★ 臼杵市
★ 津久見市
★ 別府市
★ 佐伯市
★ 竹田市
★ 豊後高田市
★ 豊後大野市
★ 由布市
★ 国東市
★ 杵築市
★ 速見郡日出町、他

【宮崎県】
■ 宮崎市

【鹿児島県】
■ 鹿屋市
■ 薩摩川内市、他

【沖縄県】
■ 沖縄市
■ 豊見城市
■ 那覇市
■ 南城市
■ うるま市
●■ 糸満市
■ 中頭郡北谷町
● 中頭郡西原町
■ 中頭郡中城村
● 島尻郡南風原町
■ 島尻郡八重瀬町
●■ 島尻郡与那原町、他

◎おわりに

私が初めてプレホスピタル心電図に触れたのは今から30年も前のことと記憶しています。当時、東京消防庁と東京都CCUネットワークとが協力してプレホスピタル心電図を試験運用していて、私が勤務していた三井記念病院循環器センターにも専用機器が設置されていました。その頃の電話はアナログ回線だったため、受話器を音響カプラーにセットして、送られてくる音声信号を心電図に変換して出力するものでした。一つの誘導ごとに送られてくる心電図波形を確認し、電話の向こうで待機している救急隊員に“心電図はきちんと届いたか、波形は読影できたか、読影の結果はどうだったか”などを説明して一連の処理を完了するまでにかなりの時間を要したことが思い出されます。

送られてきた心電図はノイズや基線の揺れなどにより評価の難しいことも多く、この試みは試験運用のみで終了しました。このことを思えば、機器や通信技術の進歩によってクリアな波形の12誘導心電図を素早く伝送できるようになったことは本当に素晴らしいことだと実感します。救急隊員の皆さんが心電図の読影ができるようになると、伝送先とのやりとりもさることながら、搬送先の選択などにも応用が可能となるなどそのメリットは少なくありません。そのような時代はすぐそこにあると感じています。

本書の発刊には多くの皆様のご協力をいただきました。現場から心電図を送ってくださった埼玉県上尾市、伊奈町、そして埼玉県央広域消防本部の皆様、伝送されてきた心電図を24時間体制で読影し指示をしてくださった当院循環器内科のスタッフの皆様、心電図伝送後に当院に搬送されたすべての患者さんのデータベースを作成管理してくださった小橋啓一医師、伝送されたすべての心電図記録を保存管理してくださった当院検査技術科の川野智美氏、掲載したシリーズの書物化にご協力いただいた近代消防社の皆様、そして本システムの開発・導入から本書の作成に至るまでご尽力いただいたメハーゲン社の小林春香氏に厚く御礼申し上げます。

2023年4月　一色高明

一色高明（いっしき・たかあき）

上尾中央総合病院心臓血管センター長。
帝京大学医学部名誉教授。医学博士。
1975年東北大学医学部卒業。81年に東京大学医学部第一内科助手。86年から米国・Alton Ochsner Medical Foundation留学。88年に帰国後、三井記念病院循環器センター内科科長、99年、帝京大学内科学教室教授（循環器グループ）を経て現職。専門領域は循環器内科学で、カテーテル治療の権威として知られ、多くの学会で要職を務める。特に日本心血管インターベンション治療学会の初代理事長として我が国の心血管インターベンションの発展に寄与。その後、上尾中央総合病院にて、上尾市および埼玉県央地域の循環器救急体制強化の一環として、循環器ホットラインの導入、救急車からの12誘導心電図伝送体制確立、モービルCCU導入など、病院内にとどまらない最先端のプレホスピタル循環器救急体制強化に取り組む。

プレホスピタル
12誘導心電図読影講座
救急現場からの症例を解説

2023年5月10日　初版発行

著者　一色高明
※本書は「近代消防」2019年8月号～2021年3月号、
2021年5月号～2022年9月号の連載記事を再編集・増補したものです。

発行者　浦崎忠雄（メハーゲングループ）
発行所　メハーゲングループ
住所　〒812-0017　福岡市博多区美野島3-17-27-1（本社）
電話　092-284-4730
FAX　092-436-2556
URL　https://www.mehergen-group.jp

発売元　株式会社　近代消防社
住所　〒105-0021 港区東新橋1-1-19（ヤクルトビル本社内）
電話　03-5962-8831／FAX 03-5962-8835
URL　https://www.ff-inc.co.jp

装丁　新 昭彦（TwoFish）
印刷・製本所　長野印刷商工株式会社

Printed in Japan ISBN978-4-421-00975-0